La dieta en 200 preguntas

Madeleine Fiévet-Izard

LA DIETA
EN 200 PREGUNTAS

dve
PUBLISHING

© Editorial De Vecchi, S. A. 2018
© [2018] Confidential Concepts International Ltd., Ireland
Subsidiary company of Confidential Concepts Inc, USA
ISBN: 978-1-68325-878-0

Índice

TERCERA PARTE: LA DIETA TERAPÉUTICA

Introducción

Fue sobre todo después de la Segunda Guerra Mundial cuando el estudio de la nutrición empezó a adquirir mucha importancia. Hasta entonces, sólo algunos adelantados, fueran médicos o no, habían intentado canalizar diversas directrices alimentarias.

Algunos de ellos, incluso los que contaban con muchos clientes, daban una imagen de excéntricos de tendencia vegetariana cuando alababan los beneficios reconstituyentes del trigo germinado y aconsejaban el limón para tratar los dolores reumáticos.

Todavía en la actualidad, a pesar de todos los artículos que abundan en los periódicos, la palabra *dieta* no evoca nada preciso. Se convierte en sinónimo de *régimen*, en objeto de reprobación por parte de millones de personas para las que la buena comida continúa siendo la única alegría de la vida. Y para muchos, aquellas personas que observan sus reglas son una especie de ascetas, unos enfermos para los que la vida ya no tiene sentido, sobre todo, en los países en los que la cocina se considera un arte.

La dietética proviene de una cierta ética; es una costumbre que se adquiere, un arte de vivir que consiste en alimentarse de forma correcta. Intenta hacer coincidir el amor hacia nuestro cuerpo con el amor hacia aquellas cosas que lo nutren.

Se trata de una forma de narcisismo. Al igual que para amar a los demás es necesario primero amarse a uno mismo, para alimentarse correctamente es necesario primero respetar el propio organismo.

Podemos decir que la dieta es universal; se aplica a todo el mundo porque nadie puede vivir sin comer.

La sociedad de abandono que amenaza y que rechaza tantos valores tradicionales nos lleva a aceptar alimentos barrocos, inconsecuentes, estúpidos, inútiles y extraños para nuestra naturaleza profunda.

En efecto, el interés que actualmente provoca la nutrición es una especie de operación de supervivencia. Cada época y cada sociedad tiene que enfrentarse a sus plagas y a sus enfermedades. Parece ser que, en la actualidad, esto no ha sido nunca tan cierto.

Independientemente de las guerras, el hombre se ha convertido en su propio enemigo debido a su forma de vida, a la densidad de la población, a las condiciones socioeconómicas y al entorno.

Para intentar contrarrestar estas nuevas agresiones generadoras de todo tipo de trastornos y de enfermedades antiguamente muy raras, el hombre está obligado a someterse a una nueva forma de vivir, a una nueva forma de comer, para obtener un nuevo equilibrio en la vida.

La dietética se propone ayudarnos en este aspecto y luchar contra esta situación que, poco a poco, se ha ido extendiendo. Se trata de la ciencia de la nutrición, una de las recién llegadas al mundo científico.

Está basada clínicamente en la fisiología. Se nutre experimentalmente de la química y de la biología celulares.

Estudia los alimentos, su composición a partir de los nutrientes, su asimilación y su devenir en un organismo sano o enfermo. Todo ello nos lleva a considerar dos aspectos de la dietética: es preventiva y, al mismo tiempo, curativa o terapéutica.

Es preventiva cuando nos explica cómo una buena higiene alimentaria y una elección adecuada de los alimentos aseguran la esperanza de mantener una buena salud; nos explica la necesidad de prevenir para evitar las enfermedades provocadas por comer mal y por un comportamiento incorrecto: comer demasiado o demasiado poco, consumir demasiadas grasas o demasiado azúcar, comer de cualquier forma, desordenadamente, abusar del alcohol y del tabaco.

Todas estas recomendaciones provienen del antiguo dicho «Es mejor prevenir que curar».

Su acción puede extenderse todavía más. Una parte de la dietética se encarga de aquellas enfermedades en las que, con la ayuda de directrices alimentarias, la dieta se convierte esencialmente en terapéutica eliminando algunos alimentos, sustituyéndolos por otros y combinando los distintos nutrientes.

Sin un régimen estricto, explicado detenidamente por el médico y comprendido correctamente por el enfermo, no es posible curar una diabetes, una insuficiencia renal o cardiaca.

Algunos gramos menos de sodio en una dieta pueden eliminar los edemas de una cardiopatía, y algunas calorías de más en los menús de un obeso le impiden perder sus kilos.

De la misma forma, simplemente con la presencia de harina de trigo en la alimentación de un niño que no tolera el gluten, se pueden provocar graves trastornos de la salud.

Así, una nutrición correctamente adaptada puede evitar, a los enfermos afectados por enfermedades metabólicas, estados patológicos permanentes; y a los recién operados, secuelas operatorias que arrastrarían largo tiempo.

Finalmente, para un médico acostumbrado a curar enfermos que presentan síntomas que ha aprendido a conocer y que puede, si es posible decirlo, tocar con los dedos, el hecho de evaluar el comportamiento alimentario de un paciente no es nada fácil. Tiene la extraña impresión de que todo ocurre a sus espaldas; descubrir el trastorno alimentario de un enfermo comporta una gran complejidad de parámetros que están en juego.

Este médico necesita disponer de toda la confianza y de la buena fe de su paciente. Después de tomar conciencia de la necesidad de una alimentación reflexionada, no es posible hablar de dieta sin estudiar los alimentos básicos que componen nuestras comidas.

De hecho, están constituidos por diversos elementos que, después de sabias transformaciones, entran en la composición de nuestro organismo.

Descompuestos por la cocción y el conjunto de fenómenos digestivos, se asimilan en forma de nutrientes a base de prótidos, lípidos, glúcidos y sales minerales, sin olvidar las indispensables vitaminas y el agua, que constituye entre el 70 y el 80 % de nuestro cuerpo. Todos estos nutrientes aseguran nuestra vida.

Podemos decir que un nutriente puede considerarse como tal cuando su presencia en la aportación alimentaria no modifica ni la composición ni el funcionamiento normal de los metabolismos. Esto deja entrever la relación entre alimento y medicamento. Los alimentos se encuentran por todas partes en la naturaleza, y nuestras tiendas están abundantemente provistas de ellos, por lo menos en nuestro mundo occidental.

Le proponemos seguir a un consumidor que va a comprar y nos esforzaremos en responder a todas sus preguntas.

PRIMERA PARTE

LOS ALIMENTOS QUE ASEGURAN LA VIDA

Los prótidos

El consumidor no se equivoca nunca, construye su menú alrededor de un plato principal: la carne, el pescado o los huevos. Su importancia es grande en nuestra ración alimentaria. Son necesarios para nuestra salud e incluso para nuestra propia vida.

Si los nutricionistas han clasificado en el mismo grupo a alimentos tan distintos como una costilla de cordero, una rodaja de merluza o una tortilla es porque su degradación, es decir, su modificación mediante los jugos gástricos, lleva hasta los mismos productos terminales: los aminoácidos, es decir, las moléculas de nitrógeno. Y debemos tener en cuenta que la vida no existiría sin el nitrógeno.

El organismo no puede fabricar los aminoácidos. Por eso, tienen que estar todos los días en nuestro plato. Se conocen una veintena de ellos, pero son sólo ocho los llamados esenciales.

¿En qué alimentos se encuentran las proteínas?

Las proteínas se hallan en alimentos que provienen de los animales y de los vegetales. Las proteínas animales se encuentran en la carne, el pescado, los huevos, la leche y los productos que derivan del queso. Aunque, actualmente, todo esto cada vez se conoce mejor, lo que se desconoce totalmente es que los cereales, las verduras y las frutas contienen también proteínas. La mezcla de estos dos tipos de proteínas, animales y vegetales, constituye la aportación diaria que dictan las normas.

¿Cuáles son nuestras necesidades diarias de proteínas?

Nuestras necesidades diarias de proteínas son al mismo tiempo cuantitativas y cualitativas. Según las encuestas realizadas en todos los países del mundo, la parte proteínica de la alimentación se regula de forma automática alrededor de una cifra cercana al 12 % de la cantidad total de las calorías ingeridas cada día.

Esto no quiere decir que todos los individuos del mundo consuman la misma cantidad, puesto que si la proporción es la misma en valor absoluto, en cifras es completamente distinta.

La necesidad ideal sería de 0,80 gramos por kilo de peso y por día. Actualmente, se ha calculado de nuevo esta cifra y se ha llegado a la conclusión de que 55 gramos de proteínas al día son perfectamente suficientes para una ración de 3.000 calorías.

Sin embargo, es necesario saber que la necesidad proteínica varía con la edad y en distintas situaciones. Es decir, que los niños, las mujeres embarazadas y las personas ancianas tienen que aumentar su ración. Lo que complica las necesidades proteínicas de la ración diaria es conseguir que estén en el plato los ocho aminoácidos esenciales, puesto que no todos se encuentran en una única proteína.

La ausencia de uno de estos aminoácidos indispensables conduce a la desnutrición, lo que nos lleva a reconocer la necesidad de variar nuestros menús. Pero la naturaleza está tan bien hecha que los encontramos por todas partes y esto hace que las diversas proteínas se completen. Así, la carne contiene todos los aminoácidos esenciales en cantidad adecuada, pero es el huevo el que tiene el valor biológico de referencia al 100 %.

Las proteínas que contienen los vegetales no son suficientes para asegurar la ración, es absolutamente necesario asociarlas con las proteínas animales. De esta forma, la diversidad no sólo es agradable para el paladar sino que también es útil para las necesidades nutricionales.

¿Por qué los aminoácidos son tan importantes?

Su papel es esencial. Se trata de alimentos plásticos, es decir, de construcción. A partir de estos nutrientes nuestro cuerpo fabrica sus propias proteínas, que no son otra cosa que nuestra carne.

Las proteínas entran en la composición de las hormonas, las vitaminas, las enzimas y los anticuerpos inmunitarios. Otras circulan por la sangre y sirven de soporte para los iones y para sustancias indispensables como las lipoproteínas que transportan las grasas.

1 gramo de proteínas aporta 4 calorías.

¿Cómo los utilizamos?

La determinación científica de la ración proteínica que hemos esbozado aquí nos deja entrever interacciones bastante complicadas que todavía no han revelado seguramente todos sus secretos.

Lo que nosotros sabemos nos ha permitido constatar, sin embargo, que nuestras tradiciones culinarias y dietas occidentales componen una alimentación empíricamente equilibrada muy importante.

¿Cómo intentar sacar provecho de estos recursos que de forma inverosímil poseen una abundancia de prótidos que nuestra sociedad de consumo pone cada día a nuestra disposición?

La carne

¿Por qué la carne goza de tanto prestigio y parece que no sea posible prescindir de ella?

Con el problema de la encefalopatía espongiforme, más conocida como mal de las «vacas locas», de gran repercusión en toda Europa, nos hemos dado cuenta de lo mucho que se aprecia la carne como alimento en todo el mundo. Aparece sobre nuestra mesa cada día y la mayoría de las personas no aceptan una comida sin carne.

El profesor J. Trémolières nos hablaba de su «efecto tónico, calentador, estimulante… una tradición de sentido común en el hombre». Si esta epizootia (epidemia que afecta a los animales) nos ha mantenido durante una temporada alejados, con razón o sin razón, de las carnicerías, parece ser que los amantes de las carnes asadas han recuperado las viejas costumbres. En efecto, este apetito específico por la carne domina el fondo de las pulsiones primitivas de la naturaleza humana.

Incluso en las poblaciones en las que predomina una alimentación de tipo vegetariano, comen carne varias veces al año, en las grandes fiestas sobre todo; y en los pueblos más primitivos, después de las cacerías.

La composición de las carnes, antes de la intervención de la cocina, cambia según el animal. La carne es el músculo. Esto apenas cambia; lo que modifica el valor nutricional es la cantidad de lípidos y de agua de las distintas partes del animal. De ahí se desprende el valor calórico.

Si el animal es más o menos graso, la cantidad de lípidos será más o menos importante en el plato del consumidor. Así pues, por 100 gramos de carne, la aportación de calorías puede variar entre 100 y 140 calorías si el pedazo es magro, y llegar hasta 300 calorías e incluso más en los pedazos que provienen de los animales más engordados.

¿Cuál es entonces ese milagro que se atribuye a la carne?

No está en relación con su valor nutricional, puesto que la mayoría de las personas ignoran la palabra *proteína* e incluso hay médicos que creen que 100 gramos de carne suponen 100 gramos de proteínas para el cuerpo.

El gusto por la carne se ha desarrollado en el mundo con el aumento del nivel de vida y con los progresos socioeconómicos. Las personas pobres del siglo XVII comían sólo raíces, pero los ricos se alimentaban casi exclusivamente de carnes; por ello, Diafoirus de Molière describe las lavativas y los sangrados que se llevaban a cabo para tratar el estreñimiento y los *humores pecadores*. La sociedad campesina del siglo XIX se convertía poco a poco en burguesía y empezó a colocar dos platos de carne en el menú familiar diario: una carne con salsa y otra asada. Se añadía un plato de charcutería como entrante para que la comida fuera más completa. Las grandes barrigas y los que padecían gota, tan bien dibujados por el caricaturista Daumier, no faltaban en esa época, empezando por el mismo rey de Francia, Luis XVII, gotoso e impotente.

A medida que el nivel de vida ha ido aumentando después de la Primera Guerra Mundial, la cantidad de carne consumida por habitante casi se ha doblado, es decir, ha pasado de 52, 2 kilos por habitante y año, a 96,6 kilos entre los años 1974 y 1975.

La carne es el alimento por excelencia de los países occidentales, pero también representa una facilidad para el consumidor. Evidentemente, es más fácil cocinar un bistec muy nutritivo que limpiar dos tipos de verduras que representarían una comida de un valor nutritivo parecido en un menú de tipo vegetariano. Para cocer judías secas o lentejas se necesita mucho más tiempo y mucha vigilancia. Pero el problema es que aproximadamente el 13 % del sueldo anual de una familia se dedica a la compra de productos cárnicos.

CANTIDADES ACONSEJADAS DE CARNE O EQUIVALENTE POR DÍA	
De 3 a 6 años	70-100 g (1/2 bistec)
De 7 a 10 años	100-130 g (3/4 de bistec)
De 11 a 14 años	130-180 g (1 bistec)
De 15 a 20 años	180-230 g (1 1/2 bistec)
Adultos	150-180 g (1 bistec)
Ancianos	Como los adultos, o 130-150 g si aumentan su consumo de productos lácteos

El nutricionista sólo puede constatar el despilfarro de recursos familiares y el despilfarro de calorías mal adaptadas que, si estuvieran mejor repartidas, podrían imputarse a otros intereses.

Hasta este año, el consumo aproximado en los países europeos se elevaba hasta los 240 gramos por día y por individuo, y esta media incluye a los niños de temprana edad, que consumen mucho menos.

¿Cuál es el valor nutritivo de la carne?

La composición de la carne varía dependiendo de los animales de los que proviene.

El valor calórico, por lo tanto, puede variar entre 100 y 140 calorías, incluso llegar a 300, según el animal y el pedazo escogido.

• **El valor proteínico.** Todas las carnes tienen más o menos el mismo valor proteínico, es decir, el mismo valor en prótidos. Se calcula un 18-28 %. Cuando el médico establece un régimen hiperprotídico, la carne desempeña un papel muy importante. Es incluso el agente principal del régimen. Todas las carnes contienen los mismos aminoácidos esenciales y en proporciones completamente favorables.

Esto es lo que se admite generalmente: las proteínas animales tienen un valor biológico elevado; la lisina, el triptófano y la metionina son los factores límite.

• **El valor lipídico.** Aunque el valor proteínico es relativamente estable, la riqueza en lípidos varía mucho según el animal y la calidad. Se trata de los ácidos grasos saturados e insaturados.

La cantidad de colesterol depende de las distintas partes del animal.

La cantidad de lípidos varía según el engorde del animal y según la comida que consume.

Las carnes menos grasas son el conejo y el pollo.

Aunque el valor proteínico de la carne es relativamente igual según la procedencia, la riqueza en lípidos varía mucho en función de la parte del animal y de su calidad.

Se valora que:

— el buey contiene un 20 % de lípidos;
— el cerdo, un 20-30 %;
— la ternera, un 10 %;
— las aves de corral, un 10 %.

Dicho esto, la cantidad de lípidos varía según numerosos factores, los principales son el engorde del animal y su alimentación. En general, se considera que las carnes menos grasas son las del conejo y el pollo, es decir, las aves de corral (menos las ocas), pero esto depende mucho de la parte del animal que se escoja.

La grasa de los animales que comemos, tanto de los mamíferos como de las aves, está hecha, al igual que nosotros mismos, de triglicéridos, ácidos grasos saturados e insaturados. Son estas grasas las que aportan a nuestras comidas gustos distintos según la parte del animal que hayamos escogido. La grasa de buey está compuesta por ácidos grasos saturados y, por lo tanto, es poco recomendable en la ateromatosis, generadora de enfermedades cardiovasculares. Respecto al colesterol, su cantidad depende de las diferentes partes del animal que se escojan (véase «Las dislipemias», pág. 119).

EJEMPLO DE EQUIVALENCIA EN PRÓTIDOS

50 g de carne
o bien
30 g de gruyer
35 g de queso azul
45 g de camembert — 9 g de prótidos
50 g de crema de gruyer
90 g de queso fresco
3 *petit-suisses* de 30 g

• **El valor glucídico.** Aparte del caballo, que contiene más glicógeno, lo que le proporciona ese sabor dulzón, la carne contiene menos del 1 % de glúcidos. Servirá por lo tanto para rellenar el déficit de aporte glucídico de la ración alimenticia de los diabéticos, sin descuidar por ello la restricción lipídica en los regímenes de estos pacientes.

• **Los elementos minerales.** La carne contiene muy poco calcio, al contrario que el queso gruyer y el queso parmesano. La cantidad de fósforo es elevada (aproximadamente 200 miligramos por 100 gramos), lo que representa un interés para la alimentación de los niños. La cantidad de sodio y de potasio varía según la parte del animal que se ha escogido, y no es nunca tan importante como en las verduras y en las frutas. De todos es sabido que el hierro es indispensable. La carne contiene 2-3 miligramos por cada 100 gramos; existe menos en el buey que en el pan, las legumbres (lentejas, sobre todo) y la yema del huevo. Es lo que permite a los vegetarianos mantener un buen equilibrio a pesar de su alimentación sin carne. La carne contiene también cobre, que refuerza la acción del hierro.

• **Las vitaminas.** Todas las vitaminas del grupo B se encuentran presentes en la carne, pero durante la cocción se destruye hasta un 30 %; es lo que sucede con la vitamina C, por ejemplo, de la que encontramos en otros alimentos fuentes importantes (verduras y frutas).

¿La carne blanca es tan nutritiva como la carne roja?

El bistec de carne que colocamos en el plato está formado esencialmente por el tejido muscular del animal.

Con el músculo se venden otros elementos que están unidos a él: los nervios, los vasos sanguíneos, la grasa, los huesos y los cartílagos. No olvidemos la aponeurosis, que el carnicero se esfuerza en extraer para obtener la finura y el aspecto agradable de la pieza.

Así pues, las fibras musculares (en gran parte) y este conjunto de estructuras son las que proporcionan a la carne las distintas texturas.

Se reconocen dos tipos de fibras musculares:

— las fibras rojas, que contienen mioglobina y lípidos;
— las fibras blancas, que contienen menos grasa y menos mioglobina.

Así, el color de la carne depende de la cantidad de pigmento mioglobiano y de la cantidad de hemoglobina (pigmento respiratorio). El predominio de uno de estos dos pigmentos es lo que otorga a la carne su color más o menos oscuro.

Es posible escoger entre el pollo de color blanco pálido, la ternera rosada, el buey rojo sangre y el caballo negruzco, sin olvidar la carne de caza, como el jabalí, que es realmente negra.

Hay que añadir a estas nociones pigmentarias la influencia de la edad de los animales. Así, por ejemplo, la ternera es pálida porque todavía no tiene suficiente hierro en su alimentación como para formar su pigmento, la mioglobina. Cuando la ternera se convierta en buey, su carne enrojecerá. Si se desea comer una ternera muy blanca, tal como lo desean los consumidores, es necesario recordar que su carne será más pálida cuanto más joven sea el animal. El razonamiento es igual para el pollo. El cerdo y el conejo ocupan una situación intermedia.

Respecto a la caza, y en los casos en los que el animal no se ha sangrado, la hemoglobina restante se añade a la mioglobina, y la carne es todavía más oscura, más pigmentada que en los casos precedentes. Sin embargo, hay que añadir que las carnes jóvenes contienen más ácido nucleico, lo que deberá tenerse en cuenta para los pacientes afectados de hiperuricemia (gota).

De ello se desprende que, en lo referente a la nutrición, existen pocas diferencias entre las diversas carnes, rojas o blancas, puesto que la aportación total de hierro apenas se modifica.

La calidad proteínica es la misma, y eso es lo más importante en el consumo de la carne.

Como sabemos, consumir carne es una cuestión de gusto. Es inútil levantar el hacha de guerra y entablar una discusión con un niño que se niega a comer el pedazo de carne poco cocido que se encuentra en su plato. Dele una pequeña ala de pollo y no se preocupe por sus proteínas; seguramente será más importante buscar las razones de ese rechazo, pues puede esconder otros problemas.

¿Cuál es el mejor modo de consumir la carne?

Por razones de facilidad y de gusto, todo el mundo quiere carne magra, tierna y de cocción rápida. Todo el mundo quiere filete, bistec, redondo, solomillo y entrecot, costillas y pierna de cordero. Pero la ternera sólo tiene dos filetes (de ahí su elevado precio); el cordero, un único cuarto trasero y algunas costillas. Así pues, sólo una pequeña parte del animal es susceptible de contentar a todos los amantes de las parrilladas.

Sin embargo, ¿qué hay mejor que un estofado de cordero en el que se mezclan infinidad de sabores, o que un salteado de ternera con aceitunas acompañado de setas secas?

Para cambiar de técnica, yo citaría simplemente el cocido, en el que la carne hervida representa una forma completamente distinta de cocción.

Esto nos lleva a poner de relieve lo que sucede desde el punto de vista dietético en el momento de la cocción.

A partir de lo que se acaba de decir, podemos concluir que la carne puede ser:

— asada;
— cocida en agua o hervida.

El valor nutritivo de la carne se modifica más o menos según los distintos sectores considerados.

Lo que más se altera son los lípidos, las vitaminas y las sales minerales (estas últimas se modifican muy poco en la carne hervida).

Recordemos de forma prioritaria que las proteínas de cualquier carne, sea cual sea su procedencia, permanecen intactas.

En conclusión, podemos decir que la carne asada, como se desprende de la grasa, es la más recomendable y las más digestiva.

Cuando la carne está demasiado cocida, la grasa se transforma en acroleína, una especie de salsa negra no aconsejable; por lo tanto, cuidado con los restos de la sartén, tan apreciados por los aficionados a las salsas oscuras.

¿El exceso de carne puede ser nocivo?

La carne es el alimento de las poblaciones industrializadas y ricas, simboliza la fuerza, aporta más energía, más coraje, pero también más agresividad. Los coléricos y los que tienen mal carácter son grandes comedores de bistecs.

El abuso de una alimentación cárnica provoca un riesgo de elevación de los niveles de lípidos en la sangre. Con la cocción, lo que se funde en la sartén es la grasa del panículo. La grasa que se encuentra entre las fibras musculares de la carne permanece intacta y, a veces, la cantidad de lípidos aumenta de forma considerable en la carne asada.

¿Qué dice el dietista acerca de la charcutería?

Es imposible estudiar globalmente los productos de charcutería y su valor nutricional. Contienen muchos lípidos y muchos productos químicos destinados a la preparación y a la conservación severamente controlados: los enlazadores, los colorantes, los aromas e incluso los glúcidos. Pero sus cualidades gustativas son tan variadas y tan apetitosas que es muy difícil prescindir de ellos aunque la dietética severa no los recomiende.

No hay nada más atractivo que un trozo de salchichón o de chorizo acompañado de una rebanada de *pan de pueblo* y de un vaso de buen vino tinto. La charcutería excita el apetito de los anoréxicos, y si un niño pequeño de 3 o 4 años rechaza las sopas y los purés de los que ya está saturado, ofrézcale un trozo de salchichón, pues será siempre mejor que el más perfecto de los medicamentos.

¿Cuáles son los inconvenientes de un consumo excesivo de jamón?

Pongamos un ejemplo: el jamón de york. Sólo debería contener sal y azúcar y presentarse sin aditivos. Los jamones se preparan dentro de una salmuera realizada con sal, salitre, azúcar, especias y aromas. Debe rechazar el jamón mal cocido, con el corazón rojo oscuro y que chorree un líquido excesivamente salado y perjudicial.

Una loncha de jamón pesa aproximadamente 50 gramos; 100 gramos de jamón contienen 300 calorías y 20 gramos de prótidos (como la carne), pero también glúcidos, potasio y sodio, según la preparación, que varía en función del charcutero que haya salado el jamón. La cantidad de hierro que contiene, 2,7 miligramos, es muy interesante. Actualmente se ha llegado a la conclusión de que no se debe abusar del jamón, ya que es demasiado salado y, por lo tanto, especialmente prohibido para todos aquellos que deben controlar la ración de sodio.

¿Es posible conservar la salud sin comer nada de carne?

Aunque el consumo de proteínas extraídas de la carne es muy útil, no es indispensable, siempre que en la ración diaria se encuentren otras proteínas animales: la leche, los quesos y los huevos. De esta forma, adultos, niños y ancianos ya no presentarán carencias como si consumieran 200 gramos de carne en cada comida.

Pero ciertas precauciones son indispensables. Es necesario jugar con las equivalencias en proteínas, que es lo que practican todos los vegetarianos que se precien de serlo.

LOS PRODUCTOS DE CASQUERÍA

Desde la aparición de la enfermedad de las «vacas locas», está prohibida la venta de algunos productos de casquería. La médula espinal y los sesos de ternera han dejado libre el lugar que ocupaban en las vitrinas.

Generalmente, se trata de alimentos ricos en algunos elementos biológicos: vitaminas A, B, C y oligoelementos.

La composición química de estos productos varía en función de la especie, la edad y el estado de mantenimiento de los animales de los que proceden. Puesto que contienen un nivel elevado de nucleoproteidos y de ácido úrico, están prohibidos para aquellas personas que padecen de gota.

El pescado

¿Es importante el pescado para nuestra salud?

Nuestro interés por la carne nos ha hecho descuidar durante largo tiempo otras fuentes de proteínas, en particular las que contiene el pescado. Pero, actualmente, mientras nuestra confianza en la carne se ha marchitado un poco, el pescado se beneficia de una renovación del favor de los consumidores.

Se dice que el hombre proviene del mar. ¿Y si nuestra alimentación ideal viniera de los océanos que no dejamos de contaminar?

No estamos muy lejos de la realidad; basta fijarse un poco en las cualidades nutricionales de los productos del mar.

No es fácil encontrar pescado fresco en cualquier lugar y momento. Además, preparar un plato de pescado fresco requiere cierto tiempo de dedicación; tiempo del que, hoy en día, no se dispone a causa del actual ritmo de vida.

El pescado tiene un olor particular. Los fritos o cualquier plato de pescado impregnan la cocina, por lo que tiene que limpiarse a fondo después de la comida. Además, con el pescado se ensucian más platos. Todo ello, inevitablemente, se traduce en más trabajo. En definitiva, no es un alimento muy apreciado por las amas de casa a causa de todo el trabajo que origina.

A pesar de todo ello, el pescado es un alimento muy valorado por los nutricionistas. Se trata de un alimento de gran interés y, para muchos pueblos de Asia y de África, constituye la principal fuente de proteínas animales.

Existen muchas variedades de pescados que se encuentran fácilmente en todos los mercados.

Tanto si se trata de pescados de agua salada como si son de agua dulce, su valor nutricional depende de su composición. En este caso no existe una uniformidad comparable a la de la carne.

¿El pescado congelado conserva el mismo valor nutritivo?

Cada vez más, los consumidores utilizan los alimentos congelados tanto al natural como en platos preparados.

Se trata de una solución cómoda y que se produce como consecuencia de la elevación del nivel de vida. Las variedades de pescados más corrientes, las que más gustan, pueden ser congelados. Se trata de los filetes y las preparaciones con más éxito.

Es necesario saber que la congelación y la descongelación representan fases delicadas en relación con el valor nutritivo de la materia prima. El pescado es más frágil que la carne.

Como siempre, nuestra principal preocupación es saber lo que les ocurre a las proteínas del pescado en nuestro plato.

La presencia de los distintos aminoácidos se conserva, pero cuando se realiza la descongelación, nos encontramos ante una pérdida de las demás sustancias nutritivas en el agua rosada que desprende.

La vitamina A no se mueve. La mayor alteración es visible en las sustancias sápidas: el pescado congelado pierde una parte de su sabor.

En los platos de pescado cocinados y congelados, toda una serie de aromas más químicos que naturales aumentan su sabor. Los aditivos desempeñan en este caso un papel importante.

A su favor, es necesario decir que la base de la composición, el pescado, tiene que ser muy fresca si no se quiere ver el amarilleo característico que produce la oxidación y la ranciedad debidas a la descomposición de los aceites no saturados que componen los lípidos del pescado.

Los aficionados a la alimentación natural se mantienen muy alejados de esta alimentación compuesta.

¿Cuál es el valor nutritivo del pescado?

En contra de lo que se piensa generalmente, los pescados son tan ricos en proteínas como la carne (20 %) y sea cual sea la variedad: 100 gramos de pescado aportan tantas proteínas como 100 gramos de carne.

Pero la carne del pescado contiene más agua, aproximadamente un 70 %. La carne, un poco menos.

Por otra parte, el consumidor sabe bien que la caballa y la sardina contienen más grasas que la pescadilla o el lenguado.

Los análisis practicados sobre los pescados que se encuentran de forma más común en nuestros menús nos han permitido clasificar los pescados en tres categorías según la cantidad de lípidos que contienen:

VALOR NUTRICIONAL DEL PESCADO (POR 100 G)

Pescado	Calorías	Proteínas (g)	Lípidos (g)	Glúcidos (g)	Sodio (mg)	Potasio (mg)
Arenque crudo sin salar	180	19	11	–	100	–
Bacalao fresco	118	20	–	–	65	–
Gallo hervido sin sal	X	24	X	X	80	190
Merluza hervida sin sal	90	20	1	–	–	X
Pescadilla cruda	–	19	–	–	–	–
Pescadilla hervida sin sal	X	X	X	X	80	300
Platija cruda	81	18	1	–	65	–
Platija hervida sin sal	X	21	X	–	60	310
Raya hervida sin sal	–	–	–		105	250
Sardinas en aceite	220	24	12,7	–	550	650
Crustáceos y mariscos						
Bogavante hervido	90	17	1,9	0,4	230	180
Cangrejo de mar hervido	125	19	5,2	–	370	271
Gambas crudas	92	19	0,4	1,7	140	220
Ostras crudas	50	6	3,7	–	muy variable	110

- = cantidad sin importancia   X = sin dosificar

29

— los pescados grasos, que contienen más del 10 % de lípidos; se conoce la caballa, que ya hemos citado, el atún fresco y el atún en lata, que macera en aceite. Se puede añadir la anguila, huésped al mismo tiempo de nuestros estanques y de los océanos en los que pone sus huevos. Hay muchos amantes de la anguila de las regiones pantanosas, pero necesita mucha preparación, puesto que sus lípidos (20 %) la hacen muy indigesta;
— los pescados semigrasos, que contienen entre el 5 y el 10 % de lípidos;
— finalmente, los pescados magros, que son los más frecuentes en nuestros menús y que contienen un máximo del 5 % de materias grasas (véase tabla pág. 29).

Todas estas grasas se encuentran en la parte carnosa del pescado y no están retenidas, como en la carne, dentro de un panículo adiposo que las envuelve.

Estos lípidos son insaturados, es decir, fluidos, y en general muy digestivos.

¿El pescado contiene colesterol?

El pescado contiene menos colesterol que la carne.

La diferencia no es importante (5-10 miligramos por 100 gramos). Lo que hace que su valor nutricional sea recomendado a los pacientes afectados de hipercolesterolemia, asociada la mayoría de las veces con una hiperlipidemia, es la calidad de los lípidos insaturados, recomendados por todos los nutricionistas.

Respecto a los glúcidos, los análisis nos muestran que están prácticamente ausentes. Por lo tanto, el pescado es una fuente de proteínas que pueden escoger los diabéticos, pues tienen que controlar al mismo tiempo la cantidad de glúcidos y de lípidos de sus menús diarios.

Si no contiene glúcidos, el pescado es muy rico en sales minerales, sobre todo, en fósforo. Contiene más yodo, magnesio y potasio que la carne. Sin embargo, la cantidad de hierro que contiene es inferior a la de la carne.

Las vitaminas A y D se encuentran, sobre todo, en el hígado de pescado, que es de donde se extraen. Pero ni la carne ni el pescado contienen vitamina C. En cambio, podemos encontrarla ampliamente en las verduras y en las frutas.

Si pensamos en los enfermos afectados de hiperuricemia (la gota), el pescado es una fuente de proteínas muy interesante puesto que contiene pocas bases púricas, un elemento esencial del metabolismo del ácido úrico. El pescado es uno de los alimentos más favorables para la buena salud.

A continuación, pasaremos a responder las preguntas más frecuentes de nuestros pacientes.

¿Por qué el pescado no sacia?

Precisamente porque el pescado se digiere fácilmente, los grandes comedores de carne bien entreverada y suculenta no conseguirán, con una comida de pescado, esa sensación de plenitud que calma el hambre durante toda una media jornada. La carne permanece más tiempo en el estómago y precisa por parte de este último un esfuerzo más grande en la digestión.

Por otro lado, los lípidos saturados que contiene la carne se digieren más lentamente; de ahí esa sensación de comida *completa*. Pero el pescado contiene más minerales, cosa que, en este periodo en el que la técnica industrial tiende a aniquilarlos, hace que la comida del océano sea cada vez más interesante.

Y ya no hablo del miedo a las «vacas locas». De hecho, los consumidores no se han equivocado. Nunca antes las pescaderías habían estado tan frecuentadas.

El pescado es el recurso de los dietistas en la prescripción de sus regímenes, y la lista de las patologías para las que se recomienda está ampliamente estudiada: la diabetes, la gota, las litiasis renales y vesiculares (o, dicho de otro modo, los cálculos) y, evidentemente, la obesidad en asociación con las hiperlipidemias.

Para los niños, que necesitan una gran cantidad de vitaminas A y D liposolubles, los pescados grasos, como el salmón, son una fuente que no rechazan nunca.

¿Se puede consumir pescado en las dietas sin sal?

Fresco o congelado, el pescado tiene el mismo valor nutritivo, pero existen otras formas ancestrales de conservar el pescado, y son estos procesos los que acentúan la cantidad de sodio en el pescado fresco.

El nivel de sodio varía según la variedad del pescado. Es más elevado en los pescados de mar que en los pescados de río; de ahí procede la diferencia entre la raya y el lucio, por ejemplo.

En un régimen en el que el nivel de sodio se tiene en cuenta, estas consideraciones tienen que atraer la atención del enfermo. Pero todo cambia en el momento que hablamos de la salazón o de la conserva. Todo el mundo conoce el bacalao salado y seco, las anchoas, los arenques, las caballas en vino blanco, el atún y el bonito, una especie de atún blanco, también en lata. Se puede salar el pescado con sal gema —en los dos casos se trata de cloruro de sodio—, pero también con sales de calcio, de potasio y de magnesio. La sal penetra en el pescado, le da ese gusto tan particular que diferencia, por ejemplo, la sardina en aceite en conserva de la sardina fresca que se come asada en la parrilla y preferentemente al aire libre a causa de su fuerte olor.

El pescado ahumado y salado no es tan corriente, excepto el salmón ahumado que nos llega de los países nórdicos y que cada vez gusta más.

El salmón ahumado y salado representa siempre una pequeña fiesta en la mesa, pero algunos filetes de arenques ligeramente ahumados y conservados en un recipiente de terracota con aceite de oliva, cebollas cortadas en finas rodajas, una hoja de laurel, presentados con patatas en ensalada, aportan en invierno vitamina D, una vitamina que nuestro organismo necesita. Estos filetes sustituyen al aceite de hígado de bacalao, el terror de los niños de las generaciones precedentes, y evitan los compuestos vitaminados de la farmacia de los que siempre nos preguntamos si son bien asimilados por nuestro organismo. En todos estos pescados, la cantidad de sodio del producto una vez tratado es muy variable; nos quedaremos con el nivel del 5 % aproximadamente para el salmón ahumado. Podemos presentarlo igualmente cortado en finas láminas marinadas en limón y sal; se trata de una técnica que tiene muchos seguidores.

Respecto al pescado crudo, lo que más sorprende al nutricionista no es una disminución en la composición de la materia prima, sino el riesgo de las enfermedades que resultan de su preparación, de su manipulación y de su ingestión. El riesgo es quizás mayor con el pescado que con los mariscos. La lista de los trastornos debidos a este tipo de alimentación es impresionante.

¿Los mariscos están prohibidos en una dieta sin sal?

La sal de los moluscos no es uno de los mayores inconvenientes para una alimentación en la que se tiene que vigilar la cantidad de sal; esto puede parecer increíble pero las ostras son menos saladas que el jamón de york o el serrano que aporta tres veces más sal que ocho ostras de tamaño mediano. Si los mariscos están contraindicados en los regímenes estrictos sin sal, cada vez más raros por suerte (cardiopatía, afecciones renales), para un régimen más amplio y sobre todo a modo de excepción, no es necesario prohibirlos completamente, por ejemplo en el día de Navidad o el 1 de enero.

Esta alteración del régimen no trastornará gravemente el equilibrio del enfermo.

¿LOS MARISCOS DESAPARECERÁN DE NUESTROS MENÚS?

Casi nos lo podríamos creer si escucháramos a los especialistas, puesto que parece que no existe un ámbito en el que la contaminación sea más alarmante que el medio marino. Sin embargo, las intoxicaciones, las infecciones, las toxicoinfecciones alimentarias, las infecciones cutáneas, virales y bacterianas y las afecciones parasitarias se podrían evitar perfectamente con algunas precauciones. Afortunadamente, se ha establecido una lucha encarnizada en estos últimos años para crear estaciones depuradoras de agua de mar. Se han completado con una desinfección con cloro y ozono. En estos centros de reposo para mariscos, las ostras se quedan a veces un mes o más para intentar conjurar las epizootias de las que a veces son víctimas. Antiguamente, los crustáceos y el pescado crudo eran una fuente de todas las bondades del mar, y los médicos los aconsejaban sin ningún temor; sin embargo, hoy en día se desconfía de ellos.

Actualmente, las pescas salvajes de ostras en las playas del océano están controladas y, a veces, incluso prohibidas.

Lo que se desconoce es que las propias funciones de la vida de las ostras y, sobre todo, las de los mejillones hacen de ellos verdaderas fuentes microbianas si se crían en un medio contaminado. Los mejillones filtran 60-100 litros de agua por día. Concentran y retienen en sus tejidos todas las impurezas químicas, parásitos, virus y bacterias. El poder de concentración de la ostra puede alcanzar 70.000 veces la concentración de un tóxico que se encuentre presente en el agua. Por esta razón, en un agua acabada de contaminar, los mariscos pueden contener venenos que los vuelven inadecuados para el consumo. Afortunadamente, los productos del mar son cada vez más sanos y cada vez están mejor vigilados por los propios productores, muy orgullosos de sus denominaciones de origen controladas.

¿El pescado engorda?

Menos que la carne. El número de calorías que nos aporta depende de su cantidad de lípidos. Los pescados magros aportan 80-100 calorías por 100 gramos; los pescados grasos, 180-200 calorías por 100 gramos.

Por lo tanto, si escogemos una calidad de pescado magro, un filete de merluza o una dorada, nos aseguraremos una comida de digestión fácil que nos aportará elementos que no contiene la carne, fácil de masticar para las personas ancianas y muy recomendable para los enfermos o los operados del aparato digestivo. Pero cuidado con la preparación: el frito dobla el valor calórico y hace que el pescado resulte indigesto; preparado en *papillote*, en el horno, mantiene toda su digestibilidad y su atractivo gastronómico.

Los huevos

¿Qué contiene un huevo?

Una pregunta muy habitual en torno a los huevos es saber cómo se deben consumir para que sean más digestivos.

La cualidad de fresco es absolutamente necesaria para la buena digestión de los huevos. Es tarea del consumidor saberlos escoger. No debe dudar en pagar más por huevos frescos, teniendo en cuenta que la existencia de huevos, la fuente de proteínas menos cara que hay, no cambia mucho a lo largo del año. La pequeña etiqueta pegada sobre el envoltorio tiene que ser reclamada por los consumidores. Es conveniente controlar la fecha de la puesta de los huevos y la fecha de empaquetado.

¿Cómo se determina si un huevo es fresco o no?

¿Sabe usted en qué basarse para determinar si un huevo es fresco o no? Existe en el huevo lo que se llama una cámara de aire. Se trata de un pequeño espacio de aire entre la cáscara y la membrana interna situada en la parte más ancha del huevo.

Se establece el criterio de la frescura del huevo según la altura de esta cámara de aire. De esta forma, en el huevo extrafresco, su altura es inferior a 4 milímetros y aumenta a medida que el huevo envejece.

Se controla mirando los huevos al trasluz, una operación obligatoria en muchos países antes de ponerlos a la venta. Cuanto más viejo es el huevo más plana es la yema del huevo y más líquida es la clara.

Estos huevos no deberían consumirse. A partir de la medida del grosor de la clara del huevo después de romperlo sobre una superficie plana se establece el método más fiel de determinación de la edad y del estado de conservación de los huevos; en Estados Unidos recibe el nombre de *Índice de Haugh*.

Otro factor interviene en la digestión de los huevos; se trata del método de cocción. El huevo frito con mantequilla es indigesto. Lo mismo sucede con el aceite de cacahuete, o cuando se fríe con los bordes muy quemados. ¿Lo ha probado con aceite de oliva a baja temperatura? Es muy digestivo. Es necesario escoger huevos con la cáscara limpia.

Si conservamos los huevos en cualquier sitio y de cualquier manera y se rompen, esa ranura puede abrir la puerta a gérmenes nocivos que pueden ser la fuente de intoxicaciones de las que será difícil encontrar el origen.

Los huevos se tienen que conservar a 10 °C y siempre apoyados por el lado más fino. La cocción del huevo duro es la más digestiva, sobre todo para los niños y para las personas con el estómago delicado. Los niños de corta edad tienen suficiente con un huevo. A partir de 10 o 12 años, ya podrán comerse dos huevos.

¿Son recomendables los huevos en el desayuno?

El huevo es rico en lípidos y colesterol: 100 gramos de yema de huevo contienen 11,5 % de materias grasas, de las que 450 miligramos son colesterol, lo que equivale aproximadamente a dos yemas de huevo de tamaño mediano.

Es evidente que no se trata del desayuno ideal para un régimen en el que se debe controlar la cantidad de materias grasas que se ingieren.

Lo que puede provocar una patología no es el consumo episódico de un desayuno matinal distinto de los que tenemos por costumbre tomar (durante un viaje, por ejemplo), sino el cambio arbitrario de las costumbres alimentarias matinales después de algunas lecturas determinadas, o debido a un traslado, por ejemplo. Podemos tranquilizarnos con la seguridad de que existen pocas probabilidades de que los españoles cambien su pequeño y tradicional desayuno.

En efecto, modificar las costumbres de esta comida es lo más aleatorio para el médico prescriptor. Se han necesitado 10 años para convencer a los niños de que tomen cereales. Y de todos modos, se han tenido que utilizar muchas trampas para conseguir que los encontraran seductores.

¿Es verdad que los huevos favorecen la memoria?

Se trata de una leyenda que nos viene de América. Lo que sí es verdad es que el huevo presenta el valor biológico de proteínas más alto de todos los alimentos conocidos; es decir, que si se designa con 100 el valor biológico de las proteínas del huevo, el de la carne es de 84, contrariamente a lo que la gente se piensa.

El huevo es el alimento más noble aunque no es de los más apreciados. Los franceses, por ejemplo, son los que menos huevos consumen de toda Europa. Este producto del gallinero es un compendio de todo lo que integra la alimentación humana, es decir, las proteínas (cuyos aminoácidos esenciales son marcadamente equilibrados, sea cual sea la forma de cría y la raza de la gallina), las sales minerales y las vitaminas A, B, D, PP.

Y además, hay que saber que el huevo no es rico en calorías (entre 70 y 80). En resumen, el huevo es un verdadero concentrado lípido-proteínico de una riqueza y de un equilibrio nutricionales extraordinarios.

Es perfectamente conveniente para los niños pequeños para los que representa uno de los primeros alimentos de destete.

Aunque no se debe abusar de él, los adolescentes encontrarán en ellos una riqueza en fosfolípidos y en lecitinas muy propicia para los trabajos intelectuales y para el desarrollo del esqueleto.

La leche y los quesos

¿Por qué la leche está tan bien considerada en nuestra alimentación?

Son múltiples las razones que entran en juego.

Para el consumidor, se trata de una fuente de recetas inagotable, desde las salsas hasta los postres. La leche de vaca es el alimento menos caro de todos los alimentos proteínicos de origen animal.

Un litro de leche contiene:

— 800 gramos de agua;
— 46-50 gramos de lactosa o azúcar de leche en polvo;
— 32-35 gramos de proteínas en suspensión coloidea que se coagulan bajo la acción de la acidez o de una enzima;
— 35-45 gramos de materias grasas con diferencias importantes;
— 9-9,5 gramos de sales minerales.

Pero al contrario del huevo, que tiene una composición estable sea cual sea el alimento de la gallina, la composición de las proteínas y sobre todo de los lípidos de la leche varía con la alimentación, la herencia y la raza de la vaca. Sin embargo, estas últimas consideraciones no afectan al consumidor, porque la leche se trata antes de ponerse a la venta.

Las proteínas de la leche son muy apreciadas; se conoce la caseína, la lactalbúmina, la lactoglobulina, que contienen los aminoácidos esenciales, sobre todo la lisina. Pero cuidado, porque la lisina es muy frágil; se destruye con la ebullición.

¿Qué contiene una taza de leche?

Por una taza de leche de 250 centímetros cúbicos nos tomamos 9 gramos de proteínas, lo que equivale a 30 gramos de gruyer, 3 yogures, 50 gramos de camembert o 50 gramos de carne.

Si la leche no le gusta es posible que sea porque la digiere mal. En efecto, no estamos programados para digerir la leche de vaca, cuya principal proteína es la caseína mientras que la de la leche materna es la albúmina.

La caseína de la leche (80 % de proteínas totales) se coagula con la acción del jugo gástrico en grandes agregados más o menos compactos que al estómago le cuesta disociar. Se necesita por lo tanto un poco más de tiempo para que el jugo gástrico digiera la leche de vaca. Todos los consumidores saben que es preferible prepararla como salsa blanca, por ejemplo, para hacerla más digestiva y atractiva. En efecto, el almidón, la harina o la mezcla con los cereales hacen que los agregados sean más finos, con lo que el trabajo del estómago se reduce.

¿Qué es la leche UHT?

La leche es quizás el alimento más susceptible de ser contaminado con mucha facilidad. Puede servir de vehículo a todo tipo de gérmenes patógenos; por lo tanto, es mejor consumir leche tratada, industrializada y controlada. Y esto no debe molestar a los ecologistas, a los aficionados y a los partidarios de los métodos naturales de alimentación. Ya no quedan casi lecheros. Han sido sustituidos por los mantequeros y por los queseros.

La leche sufre un tratamiento de esterilización. La esterilización puede realizarse mediante diversos métodos que persiguen un objetivo común y único: eliminar de la leche los elementos nocivos sin alterar su gran valor nutricional. Entre estos métodos se encuentra el método UHT (temperatura ultra alta), que consiste en esterilizar la leche haciéndola pasar por una corriente de vapor de agua sobrecalentada a 150 °C durante algunos segundos. A continuación, se coloca en botellas o en tetrabriks.

Así se destruyen todas las bacterias, esporas y microorganismos. El valor nutritivo se conserva, pero la leche adquiere en este paso a alta temperatura un color amarillento, como si estuviera parcialmente cocida, y también un sabor distinto. O gusta o no gusta.

Las proteínas no cambian, sólo las vitaminas sufren algunas pérdidas (50 % para la vitamina C, que es muy sensible al calor).

¿Por qué el yogur tiene fama de ser beneficioso?

Precedido por una reputación de fuente de juventud, llegó del Cáucaso, el país de los centenarios. Antiguamente, era obligatorio envasarlo en potes de cristal, pero actualmente se puede envasar de varias formas y en potes multicolores. Es muy apreciado y parece que está cargado de todas las bondades de la naturaleza. Es verdad que se consumen en Europa aproximadamente 8 kilos de yogur por persona y año. Imagínese cuántos potes de yogur de todas las formas y colores posibles entran en nuestros frigoríficos. Al yogur se le otorgan todas las cualidades: si sigue un tratamiento con antibióticos, debe comer yogures; si sufre de estreñimiento, coma yogur.

¿A través de qué mecanismo desconocido el yogur podría intervenir en la síntesis del colesterol y con una acción benéfica? ¿Y como podría llegar a ser anticancerígeno?

Ninguna de las investigaciones que se están llevando a cabo y que intentan resolver estas cuestiones da alguna respuesta válida.

Y, de todos modos, la conquista del yogur se ha deslizado en todos los ámbitos y a todas las edades, desde los más pequeños hasta los ancianos. Sólo los recién nacidos no pueden aprovecharse de estos beneficios reales o supuestos. La contraindicación es formal: demasiado ácido para el hígado del bebé.

Para adelgazar, para engordar, para el enfermo, para el que está bien, el yogur está ahí.

Parece que es regenerador de la flora bacteriana, aunque incluso esto se pone en tela de juicio.

¿Qué contiene el yogur?

Leche y fermentos. La fabricación industrial utiliza leche homogeneizada y concentrada. Los fermentos son: *Lactobacillus bulgaricus* y *Streptococcus thermophilus*.

NÚMERO DE CALORÍAS EN DISTINTOS LÁCTEOS

Leche	Cantidad	Calorías
Leche entera	1 vaso	230
Leche desnatada	1 vaso	60
Leche concentrada azucarada	1 cucharada sopera	50
Quesos		
Azul danés	100 g	360
De bola	100 g	349
Brie	100 g	312
De Burgos	100 g	174
De cabra	100 g	333
Camembert	100 g	312
Emmental	100 g	415
Gruyer	100 g	391
Parmesano	100 g	410
Roquefort	100 g	405
Para untar	100 g	290
Yogures y requesones		
Petit-suisse 60 %	1	60
Yogur natural	1	60
Yogur con azúcar	1	100
Yogur desnatado	1	50
Yogur con frutas	1	130
Requesón 0 % MG	3 cucharadas soperas	40
Requesón 40 % MG	3 cucharadas soperas	90
Requesón 60 % MG	3 cucharadas soperas	120

Es muy fácil fabricarlos en casa. Se venden incluso aparatos adecuados para ello: las yogurteras.

Lo más característico del yogur es su acidez (pH = 4,2). Por esta razón está contraindicado para los recién nacidos, ya que su hígado inmaduro no puede metabolizar el ácido láctico, lo que puede provocarles una acidosis grave.

Contiene:

— glúcidos: 5 gramos por yogur, formados por glucosa y por galactosa;
— prótidos: 5 gramos por yogur, de gran valor biológico, equilibrados en aminoácidos esenciales;
— lípidos, que varían según la leche empleada: 3,5 gramos por un yogur de leche entera;
— sales minerales: magnesio, sodio, potasio, calcio (el calcio en forma de lactosa se absorbe muy bien);
— vitaminas A y D.

¿El yogur descalcifica?

Nada puede justificar este calificativo. Al contrario, al igual que la leche que lo compone, contiene 125 miligramos de calcio y 90 miligramos de fósforo por 100 mililitros, dos minerales que se complementan para favorecer la asimilación del calcio; el pH ácido actúa en el mismo sentido y el ácido láctico hace que la leche sea más digestiva y favorece también la asimilación de calcio.

El valor calórico de los yogures puede alternar entre las 60 calorías de un yogur natural hasta las 130 calorías de un yogur con azúcar y frutas (véase tabla pág. 37).

¿Por qué se consumen tantos yogures y por qué hay tanta variedad?

La amplia variedad de yogures responde a una cuestión de marketing. Es necesario variar siempre y aportar cosas nuevas para que el cliente no se canse.

El yogur sencillo, el blanco, en su pequeño pote de cristal, data de los años de posguerra. Prácticamente, se vendía sólo con este formato.

Después, ha aparecido una gran cantidad de presentaciones en nuestros mercados y cada consumidor escoge su marca y su aspecto preferido. El yogur es una especie de droga, pero, en este caso, benéfica.

Este alimento no es tóxico si se controla bien su consumo. Existen personas que llegan a consumir, incluso, tres o cuatro yogures al día.

¿El queso sustituye a la leche?

Existen más de 350 tipos de queso en el mercado. Sin ninguna duda, los consumidores que no aprecian demasiado la leche encontrarán en tal colección dónde elegir.

Como todo el mundo sabe, el queso es un producto que se elabora con leche cuajada y sometida a diversos tratamientos. De este proceso resulta un coágulo que se consume en distintas fases de su maduración.

El queso blanco sin maduración, el tipo *petit-suisse,* que contiene mucha agua, es el que más se acerca a la leche. Y, excepto la fermentación láctica, asegura los mismos valores nutricionales con una mayor digestibilidad.

Para los aficionados al queso, este tipo de preparación no tiene nada que ver con el queso auténtico, ese producto que surge a partir del tratamiento y la maduración de la leche cuajada y que adopta las distintas formas que encontramos en las queserías.

Los prótidos de la leche, sus lípidos, sus elementos minerales y sus vitaminas se encuentran concentrados en el pequeño pedazo que tenemos en nuestro plato. Todo ello para demostrar su valor nutritivo.

Así pues, si no le gusta la leche, coma queso. Pero cuidado porque el queso es:

— hipergraso;
— hipercalórico;
— hipersalado;
— hipernutritivo.

Lo esencial para el consumidor que desea ser consciente de lo que come es conocer el nivel de lípidos, de prótidos, de calcio (principal fuente) y de sal. El resto es una cuestión de gusto (véase tabla pág. 40).

¿La leche es indispensable para un buen equilibrio alimentario?

La leche es un alimento completo y natural. Aunque no tiene la riqueza del huevo, contiene elementos que lo acercan a él.

Se trata de un alimento *constructor*, principalmente por sus proteínas y su complejo fosfocálcico. Su papel es mayor para la osificación y la dentición de los niños de corta edad. Para los adultos, sus derivados directos, los quesos, representan la principal fuente de calcio asimilable. La leche y sus subproductos ocupan, por lo tanto, un lugar de honor en nuestra alimentación.

Si no le gusta la leche, nada le obliga a beberse un gran vaso de leche recién ordeñada. Además esto le sería muy difícil a menos que viviera en el campo cerca de una granja, puesto que la leche que nosotros compramos, la leche comercializada, ya no es leche natural. Está tratada, estandarizada, y contiene un nivel de lípidos por cada 100 mililitros fijado por decreto.

Entera, semidesnatada y desnatada son los tres tipos de leche que más se comercializa en nuestros mercados y que se distinguen con cierta facilidad gracias al color de su envase.

No se trata de una norma rigurosa e inflexible, ya que hay una amplia gama de marcas que ofrecen sus productos y personalizan sus envases. De todas formas, podemos extraer una cierta tendencia general:

— la leche fresca, llamada también entera y cruda, se presenta en envase de color blanco;
— la leche semidesnatada, en envase de color azul;
— la leche desnatada , en envase de color rosa o rojo.

VALOR NUTRITIVO DEL QUESO (POR 100 G)

	Calorías	Proteínas (g)	Lípidos (g)	Sodio (mg)	Potasio (mg)
De bola	349	29	25	1.200	200
Brie	285	20	22,4	X	150
De Burgos	174	15	11	1.200	200
Camembert	338	20	26,3	1.000	X
Gruyer	380	28	28,5	370	140
Requesón	96	113´6	4	450	54

X = sin dosificar

Los lípidos

La leche y los quesos, que contienen al mismo tiempo niveles de lípidos y de prótidos claramente apreciables, nos proporcionan la transición entre los prótidos y los lípidos; a continuación, vamos a seguir al consumidor que hace la compra de cada día.

Para preparar la carne, el pescado y los huevos que acaba de comprar y que se dispone a cocinar, tendrá que utilizar las materias grasas o lípidos, y continuará planteándose una pregunta detrás de otra.

¿Cuál es la fuente de nuestras materias grasas alimentarias?

Desde los tiempos más remotos, el hombre ha extraído las materias grasas tanto de los animales que ha domesticado como de los granos y de las frutas que ha cultivado.

Los lípidos animales son las grasas sólidas que se encuentran bajo la piel de los animales que se han criado con este objetivo; así, tenemos la grasa y la manteca de cerdo y la grasa de oca. Pero existen también lípidos, como ya hemos visto, en la carne de los animales, lípidos invisibles que, sin embargo, hay que tener en cuenta en la suma total de los lípidos de una comida.

Los lípidos vegetales se obtienen con la presión de granos oleaginosos: el maíz, el girasol, la pepita de uva, el cacahuete, la soja o algunos frutos, como la aceituna y la nuez. Se trata de aceites más o menos fluidos a la temperatura ordinaria. Algunos aceites que se obtienen a partir de palmeras son sólidos, como el aceite de copra, fabricado a partir del coco, o el aceite de palma, a partir del palmito.

¿Cuál es el secreto de los ácidos grasos?

Nos encontramos en plena química orgánica. La noción de ácidos grasos tiene una gran importancia; se sitúa en la base de todos nuestros conocimientos sobre la dietética de los cuerpos grasos. Y si queremos intentar comprender el sentido de cualquier artículo periodístico, o incluso simples anuncios televisivos, es útil no permanecer totalmente ignorantes ante estos *secretos*.

Los ácidos grasos están formados por cadenas lineales compuestas de un número par de átomos de carbono que van desde C-4 hasta C-24. Esta molécula es parecida a una línea rota, y sobre esta cadena los átomos de carbono llevan lo que se llama un *doble enlace*; algunas son saturadas si la cadena no puede recibir más átomos de hidrógeno, y otras son libres por falta de hidrógeno.

Se comprende que los ácidos grasos pueden ser saturados si la cadena no puede recibir más átomos de hidrógeno en el doble enlace. Reciben el nombre de monoinsaturados o poliinsaturados si pueden recibir uno o varios átomos de hidrógeno.

¿Cuál es su incidencia sobre nuestro consumo?

A partir del estudio de estos ácidos grasos se deriva el valor nutricional de las materias grasas, de ahí su interés. Todas las materias grasas no aportan lo mismo al organismo y es necesario tenerlo en cuenta en nuestra ración alimentaria.

Las grasas vegetales son poliinsaturadas y fluidas; son los aceites que contienen un número de átomos de carbono elevado. De esta forma, el aceite de girasol es más fluido que el aceite de oliva.

Las grasas animales son sólidas y saturadas. Tienen un número de átomos de carbono muy bajo.

Desde hace algunos años, se atribuye a los ácidos grasos insaturados una acción preventiva en la arteriosclerosis o ateromatosis y, a medida que progresan los descubrimientos en biología, se les reconoce un papel cada vez más importante en la circulación de la sangre, la prevención e incluso el tratamiento de la hipertensión.

¿Cuál es la importancia nutricional de los lípidos?

Es imposible vivir sin los ácidos grasos esenciales. Son cuatro los indispensables para vivir. Como ocurre con algunos aminoácidos, el organismo no puede sintetizarlos: tiene que proporcionarlos obligatoriamente la alimentación.

Se trata de alimentos de reserva y alimentos calóricos. Tienen un papel estructural, son transportadores de iones, y entran en la composición de las vitaminas y en la de las hormonas.

¿Cuáles son las proporciones ideales de lípidos en nuestra ración diaria?

Todos los nutricionistas están de acuerdo en poner de relieve que la ración diaria no debería superar el 30 % de las calorías totales ingeridas. Por lo tanto, se deberían consumir 60-90 gramos de materias grasas por día.

El exceso en su consumo es perjudicial para nuestra salud. Se atribuye al exceso de su consumo una gran parte de las enfermedades del *comer mal*.

¿Qué grasa conviene escoger?

¿Todos estos cuerpos grasos alimentarios tienen el mismo interés para nuestra salud y para nuestro bienestar?

Existe una gran variedad. ¿Cómo escoger? Es lo que vamos a ver estudiando por separado estas materias grasas, teniendo en cuenta que un gramo de lípidos aporta 9 calorías y que las grasas vegetales tienen el mismo poder calórico que las grasas animales.

Vamos a tomar un modelo para las grasas vegetales, el aceite de oliva, y otro para las grasas animales, la mantequilla, dos elementos que no suelen faltar en las cocinas. No nos olvidaremos de las margarinas de distintas naturalezas y cuya composición es tan difícil de descubrir.

Todo ello sin perder de vista, a medida que progresemos, que son más recomendables los lípidos constituidos por ácidos grasos insaturados, es decir, los aceites.

Los aceites

¿Por qué el aceite de oliva goza de tanta estima popular?

Este pequeño fruto oblongo, la aceituna, negra cuando está madura y de sabor amargo, que se recolecta desde tiempos remotos, nos proporciona, con la primera prensada de su pericarpio, un líquido untuoso y de color verdoso: el aceite de oliva, el más natural y el más precioso de todos los cuerpos grasos.

El aceite de oliva se utiliza desde hace mucho tiempo en farmacia, está inscrito desde siempre en la farmacopea y tiene numerosas propiedades. Este producto ha mantenido todo su valor, un valor muy apreciado por los aficionados y los consumidores ávidos de cosas naturales.

Las propiedades del aceite de oliva cambian según los años, las cosechas y los países de origen. El aceite contiene ácidos grasos saturados, monoinsaturados, poliinsaturados y también vitamina E. Esta composición se considera casi ideal para la nutrición de los seres humanos.

LOS ÁCIDOS GRASOS QUE CONTIENE EL ACEITE
Ácido graso monoinsaturado (ácido oleico): 80 %
Ácido graso poliinsaturado (ácido linoleico): 10 %
Ácidos saturados (ácido palmítico y esteárico): 10 %

El aceite de oliva es laxante y colagogo.

Los dos ácidos grasos, linoleico y oleico, son *esenciales* y, por lo tanto, indispensables para el crecimiento óseo de los cartílagos y de los huesos y en el metabolismo del calcio. Desempeñan un papel importante en la elasticidad de la piel, en la formación de las membranas, en la reproducción de la especie y, finalmente, como regulador de la colesterolemia.

¿Qué debemos pensar de los demás aceites?

El maíz se cultiva mucho y le siguen muy de cerca el girasol y la colza, cuyo amarillo brillante llena de sol las llanuras.

Los aceites del mismo nombre, ricos en ácidos grasos insaturados, son interesantes para el establecimiento de regímenes en las enfermedades cardiovasculares. Sin embargo, es necesario saber que todos los aceites tienen un valor calórico igual a 9 calorías por gramo. Una cucharada sopera de aceite es igual a 10 gramos, es decir, 90 calorías.

Cuando una cantidad de lípidos se precisa en un régimen, esto afecta a todos los aceites.

No existe un aceite más ligero que otro. El único punto que los diferencia es la naturaleza de los aminoácidos que los componen. Como los aceites están compuestos por elementos distintos, es bueno para nuestra salud variarlos en nuestras ensaladas. Para los fritos no se deberían superar los 180 °C. El médico no aconseja los fritos frecuentes, puesto que esta forma de cocción es demasiado rica en materias grasas.

La mantequilla, la nata y la margarina

¿Qué es la mantequilla?

«Derretirse como la mantequilla», «tener las manos de mantequilla»… Todas estas expresiones tienen un mismo significado.

Todo el mundo sabe que la mantequilla se fabrica a partir de la crema de leche. Se saca la crema y se bate en un recipiente hasta que se vuelve espesa. Esta es la técnica ancestral de los campesinos, pero existen tantas posibilidades de imitaciones fraudulentas que finalmente se ha dado una definición legal a la mantequilla.

La denominación de mantequilla se reserva de forma exclusiva «al producto que se obtiene a partir de la crema de la leche por amasado y lavado, y que se compone de 84-86 % de materia grasa, 13-16 % de agua y, como máximo, un 2 % de elementos solubles de origen lácteo». La mantequilla es una emulsión de agua dentro de la materia grasa.

¿Cuál es el valor nutricional de la mantequilla?

La mantequilla aporta 750 calorías por 100 gramos. Está formada por ácidos grasos saturados (5 %), algunos ácidos grasos esenciales (menos de 3 %), y contiene 240-250 miligramos de colesterol por 100 gramos.

La vitamina A liposoluble está presente en una buena cantidad: 1 miligramo por 100 gramos. La mantequilla cruda es muy nutritiva en pequeña cantidad y es muy digestiva. Contiene muy pocos glúcidos y muy pocos prótidos: 1 gramo por 100 gramos y menos de 10 miligramos de sodio.

Todas las personas que tienen el colesterol alto saben que deben evitar el consumo de mantequilla.

¿La mantequilla es tan natural como dicen?

Tanto si se fabrica en odres de piel de cabra atados a los costados de los camellos y movidos por el balanceo de los animales en las poblaciones nómadas del desierto, como en mantequeras de madera giradas a mano por los campesinos, o en los aparatos de nuestras fábricas modernas, la mantequilla ha conservado los mismos procedimientos naturales de fabricación, desnatado, maduración, batido, amasado y lavado. El objetivo esencial es la aglutinación de las materias grasas que contiene la nata de la leche. Sin embargo, el color blanquecino de la mantequilla virgen puede variarse para mejorar su presentación con colorantes legalmente autorizados, de origen más o menos natural, como la lactoflavina, los antocianos, los carotinoides, etc.

¿Qué mantequilla se tiene que escoger?

En los supermercados encontramos tantas marcas de mantequilla y de tantas calidades que escoger se convierte en una tarea muy difícil. Con los aceites es suficiente consultar su procedencia —aceituna, cacahuete, soja—, pero una tarrina de mantequilla no parece distinta de la que tiene al lado. Hay que mirarla de cerca y con detalle:

— la mantequilla campesina se fabrica de forma artesanal y, puesto que no es pasteurizada, su conservación se limita a algunos días debido a que se vuelve rancia enseguida;
— la mantequilla lechera se fabrica en lecherías a partir de la leche cruda o de la nata pasteurizada;
— la mantequilla pasteurizada representa más del 90 % de la producción. Se elabora en fábricas y se controla de forma permanente.

Si añadimos sal, obtenemos mantequilla semisalada de 5 gramos por 100 gramos, o mantequilla salada de 10 gramos por 100 gramos.

La mantequilla salada, antiguamente muy extendida debido a su conservación, se reserva en la actualidad a los aficionados. Es fuertemente desaconsejada; contiene demasiada sal en una alimentación ya demasiado rica en sodio.

Vendida a granel, la mantequilla es anónima. Es necesario confiar en el vendedor. Es preferible, por lo tanto, utilizar mantequilla pasteurizada y cruda en cantidades moderadas: 15-20 gramos al día para un individuo con buena salud es una ración conveniente. No se debe calentar demasiado porque se ennegrece y desprende productos nocivos.

Ni mucha ni poca: en grandes cantidades, la mantequilla aumenta la agregación plaquetaria provocando trombosis (paros circulatorios), pero la ausencia total de mantequilla durante un periodo demasiado largo priva al organismo de las vitaminas liposolubles, vitaminas A y D, que actúan sobre los tejidos del ojo y sobre los huesos.

¿La nata es tan rica como dice su reputación?

La nata es como la mantequilla, rica en ácidos grasos saturados, por ello se debe rechazar en los regímenes en los que estos ácidos tienen que eliminarse, es decir, en algunas hiperlipidemias. Sin embargo, contiene un tercio menos de grasa que la mantequilla y el aceite. Por lo tanto, puede sustituirlos en los regímenes en los que las calorías tienen que limitarse. Así, si se añade a la salsa para darle esa incomparable suavidad… es ahí donde las calorías y los lípidos se suman.

¿Quién consume margarina?

Todos los que temen al famoso colesterol y, la mayoría de las veces, sin saber por qué. La publicidad y el miedo han hecho que la margarina tuviera éxito. Lo que se debería hacer es reducir la cantidad total de los alimentos ingeridos para alimentarse bien y, en cambio, se come la misma cantidad, igualmente grasa, lo que desequilibra la ración diaria.

Desde que conocemos mejor el papel que tienen los lípidos en la génesis de las enfermedades cardiovasculares, la margarina está de moda. Sin embargo, la margarina contiene tantas grasas como las demás materias grasas alimentarias: 10 gramos de margarina igualan a 8,4 gramos de lípidos, es decir, 75 calorías, por lo tanto son 750 calorías por 100 gramos. Se trata de una emulsión de un poco de agua en mucho aceite.

Pero hay que saber que es imposible definir una margarina porque en el mercado hay muchas, y su composición varía con el gusto y con la demanda ocasional de cada consumidor. Por lo tanto, es necesario abrir bien los ojos y controlar su composición.

¿Cuál es la composición de la margarina?

Todas las sustancias alimentarias distintas de la mantequilla, sean cuales sean sus orígenes, su procedencia y su composición, que tengan el aspecto de la mantequilla y que se preparen para ser utilizadas como la mantequilla, sólo pueden designarse con el nombre de *margarina*. Es necesario precisar que no pueden mostrarse en las estanterías de los negocios al lado de las mantequillas.

Todas las margarinas contienen emulsionantes, aromas más o menos artificiales, elementos sápidos (sal, azúcar), colorantes naturales, correctores del pH, reveladores impuestos por la ley (almidón o fécula).

VALOR NUTRICIONAL DE LAS MATERIAS GRASAS (POR 100 G)

	Calorías	Proteínas (g)	Lípidos (g)	Glúcidos (g)	Sodio (mg)	Potasio (mg)
Aceite	900	–	100	–	–	–
Mantequilla	800	0,5	85	–	10	6
Margarina	752	0,8	83	0,4	10	–

- = cantidad sin importancia

Los glúcidos

Seguiremos de nuevo a nuestro consumidor. Para terminar la composición de los menús tendrá que escoger el postre. El hombre ha inventado el postre para invitar al gastrónomo civilizado a comer más allá de su hambre. Se llama glúcidos a alimentos tan dispares como el pan, las frutas, los cereales o los dulces. Por lo tanto, son extremadamente diversos, aunque todos contienen sacáridos que se transformarán en glucosa mediante el proceso de la digestión. El hombre, incapaz de realizar la síntesis de los glúcidos, sólo puede utilizarlos cuando los vegetales de hojas verdes, gracias a la clorofila y a la energía solar, los transforman en asimilables.

Actualmente, se establece una diferencia nutricional entre los distintos glúcidos de nuestras comidas: de absorción rápida y de absorción lenta. Los glúcidos de absorción rápida están representados por todos los azúcares, las mermeladas, los bombones, el chocolate, la miel y las frutas. Estos productos aumentan rápidamente el nivel de azúcar en la sangre y solicitan, como consecuencia y de forma inmediata por parte del páncreas, una secreción de insulina. Esta glucosa ingerida en exceso se transforma en lípidos.

Los glúcidos de absorción lenta se encuentran en los cereales y en sus derivados, las pastas, las sémolas y en las leguminosas como los guisantes, las lentejas, las judías, en una palabra, los feculentos.

Estos últimos, aunque cuentan con la aprobación de los nutricionistas, se consumen poco, en general.

Se intenta persuadir al consumidor de incluirlo de nuevo en los menús, pero lo cierto es que sin mucho éxito.

Los glúcidos son alimentos energéticos que se utilizan rápidamente. Es necesario saber que un gramo de glúcidos aporta 4 calorías.

Los glúcidos de absorción rápida

EL AZÚCAR

¿De dónde proviene la atracción por los dulces?

Sea azúcar en terrones, en polvo, cristalizado o glasé, su consumo se ha multiplicado por seis desde hace 100 años. Antiguamente, se obtenía de la caña de azúcar, pero en la actualidad la mayor parte de nuestra producción proviene de la remolacha azucarera cultivada en las regiones templadas. Sea cual sea su origen, se trata siempre de sacarosa. En general, consumimos más de 36 kilos por persona y año. El hecho de utilizar terrones de azúcar para el café o la leche, en lugar del azúcar en polvo, implica mayor consumo.

El consumo de azúcar puede alcanzar en algunas personas cantidades sorprendentes: me encontré una vez con un señor mayor que se levantaba durante la noche para comerse 5 o 6 terrones de azúcar. En los dos extremos de la vida (niños y ancianos) es cuando este sabor está más extendido.

¿Este gusto es innato o adquirido?

El doctor Steiner, fisiólogo y psicólogo, lleva a cabo desde hace años estudios sobre el gusto y el olfato. A partir de las investigaciones realizadas sobre el comportamiento del recién nacido, el gusto azucarado se revela innato y determinado genéticamente. Esta atracción por el azúcar proviene también del hecho de que el líquido amniótico es azucarado, el feto nada en él y se traga *in utero* ese líquido azucarado. Es decir, que realiza de hecho un aprendizaje innato en el vientre de su madre.

Sin embargo, hay que añadir a estas consideraciones el valor adquirido en lo referente al gusto con el paso del tiempo. El valor del azúcar está relacionado con la recompensa, la fiesta y la dependencia afectiva de la madre.

¿Qué es mejor para la salud: el azúcar blanco o el azúcar moreno?

Nos encontramos en este caso ante una elección análoga a la del pan blanco o el pan moreno. En lo que se refiere al azúcar, las teorías se contradicen de forma evidente. Para algunos, el azúcar sin refinar tiene un 96 % de sacarosa y posee también cobre, calcio, hierro y fósforo.

Para otros, no tiene ningún valor alimentario que sea superior al azúcar blanco ni tiene ningún mérito sino el de contener impurezas que le dan ese color pardo más o menos oscuro tan característico. Parece ser que también está desprovisto de las sales minerales que, en cambio, sí posee el azúcar blanco. Pero los grandes adeptos de alimentos más naturales, sin refinar, lo transforman en su azúcar preferido. Respecto a los vegetarianos, en general rechazan tanto un tipo como el otro, pues prefieren la miel.

¿El exceso de azúcar presenta algún inconveniente para la salud?

En los países industrializados, realizamos tal consumo de productos azucarados que esta exageración se traduce en numerosas enfermedades, enfermedades que la humanidad sufre desde el final de la Segunda Guerra Mundial.

El azúcar, tal como sucede con los cuerpos grasos, es la fuente de una forma particular de enfermedades cardiovasculares: la hipertrigliceridemia. Una encuesta de la OMS revela que en Escocia y en Finlandia, los dos países en los que el consumo de azúcar es más elevado, sufren también de la tasa de mortalidad por enfermedades cardiovasculares y coronarias más elevada.

¿Es necesario recordar el papel nefasto del azúcar sobre los dientes? El consumo exagerado de azúcar y de productos azucarados provoca una elevación rápida de la glucemia y, a la larga, un cansancio del páncreas, pues tiene que secretar la insulina necesaria para mantener la tasa de glucosa constante en nuestra sangre. La toma excesiva e inútil de azúcar genera un sobrepeso que, al mismo tiempo, favorece la aparición de la diabetes, trastornos sanguíneos con hiperlipidemia y, finalmente, las conocidas caries dentales.

Todas las preparaciones que contienen azúcar, como los bombones en todas sus formas, las cremas y los helados, sólo deberían consumirse de forma episódica y además en pequeñas cantidades.

¿Es preferible la miel?

Se utiliza desde tiempos muy remotos. Posee todas las calidades atribuidas a los productos llamados biológicos gracias a su origen natural. Pero eleva el nivel de glucemia tal como sucede con la sacarosa. No es extraño encontrar enfermos e incluso diabéticos que no se privan de miel, puesto que le atribuyen unas cualidades curativas que en realidad son completamente erróneas.

La miel está prohibida para los obesos y para los diabéticos. También provoca sensación de quemazón en los pacientes con el estómago delicado porque les irrita la mucosa, y en los que sufren de hernia de hiato. Tiene un poder edulcorante superior al de la sacarosa. Se trata de un alimento bastante apropiado para los deportistas.

¿Cuál es entonces esta composición que ha hecho de la miel y de su jalea real un producto milagroso? A 100 gramos de miel le corresponden 312 calorías y encontramos en ella glúcidos: glucosa y fructosa, así como calcio, sodio, potasio y vitamina C.

EL CHOCOLATE

Cuando los galeones de Carlos I y Felipe II de España volvieron de América del Sur trajeron a Europa no sólo oro y plata sino también granos de cacao. De estos granos, que se encuentran dentro de una mazorca fruto del árbol del cacao, se extrae mediante la torrefacción y la trituración la mantequilla de cacao y después el polvo de cacao que, mezclado con el azúcar, da lugar al chocolate en polvo.

Se cuenta que fue María Teresa, la infanta española que llegó a Francia para casarse con Luis XIV, la que introdujo este polvo en Francia y, como consecuencia, en el resto de Europa.

Al principio, el chocolate se consideraba como una especie de remedio y se fabricaba de forma rudimentaria, pero a medida que se extendía por Europa de corte en corte pasó a convertirse en un manjar muy apreciado.

Actualmente, toda la farándula de las tabletas de chocolate ejerce una atracción extremadamente potente sobre la glotonería de millones de consumidores. Este magnetismo se mantiene sabiamente mediante una gran publicidad.

Me he encontrado entre mi clientela con personas que han tenido que pasar por una desintoxicación de chocolate tal como se hace con el tabaco o el alcohol.

En Francia se consumen aproximadamente 5-6 kilos de chocolate por persona y año. En Suiza, que goza de un gran prestigio respecto al chocolate, se consumen 9 kilos. La demanda mundial no deja de aumentar, lo que convierte al chocolate en un producto *estratégico*.

¿Qué contiene el chocolate?

Existen en el mercado tantos tipos de productos comprendidos bajo la etiqueta de chocolate que no es posible describir aquí todas las presentaciones y todas las formas con las que el chocolate llega hasta las estanterías de nuestros supermercados.

El chocolate para cocinar, el chocolate a la taza, el chocolate negro y el chocolate blanco contienen proporciones distintas de cacao.

Simplificando, se puede decir que el chocolate contiene como media 500 calorías por 100 gramos que corresponden a:

— 60 gramos de glúcidos;
— 25 gramos de lípidos;
— 7 gramos de prótidos.

También encontramos sales minerales: potasio, magnesio, calcio y sodio. Su cantidad varía si la mezcla inicial contiene más o menos ingredientes: almendras, avellanas u otros componentes como dulces de fruta, turrón y, sobre todo, leche o, más exactamente, una mezcla de polvo de leche y azúcar.

El chocolate constituye casi un alimento completo gracias a su considerable valor nutricional y a su valor calórico elevado.

¿El chocolate es malo para el hígado?

La alergia y la intolerancia al chocolate son raras. Lo que hace que el chocolate sea indigesto es el hecho de que se consuman cantidades demasiado elevadas, como en todos los demás alimentos organolépticos (que gustan a los sentidos). Además, también es importante tener en cuenta lo que el fabricante añade, sobre todo los lípidos y los oleaginosos. Así pues, se debe consumir el verdadero chocolate negro, el que tanto aprecian los aficionados, el de los clubes que se han formado para conservar su integridad. Si se mezcla con otros ingredientes, ya no será chocolate. Y tienen razón. El chocolate es el alimento del atleta, del deportista, del montañero e incluso del diabético en caso de crisis de hipoglucemia, aunque en estos casos concretos el chocolate se considera demasiado graso. Si se toma en cantidades razonables, se trata de un alimento excelente, sobre todo para los niños, los estudiantes, y los intelectuales (véase «La alimentación de los niños», pág. 85).

¿De dónde proviene esta atracción por el chocolate?

Se dice que el chocolate actúa como un antiestrés, que calma las angustias, que es euforizante y energético, pues contiene teobromina como el té y el café, y por esta razón es también diurético.

¿Euforizante? No tanto como lo desearíamos para los obesos polífagos que no saben detenerse en la pendiente fatal de un consumo exagerado y que pagan su glotonería con un remordimiento *chocolateado* muy agudo. Así pues, podemos hablar de chocolate *eufórico* y de chocolate *remordimiento*.

LA FRUTAS

¿Qué nos aportan las frutas?

Es muy raro que se excluyan totalmente las frutas de un régimen y también es muy raro encontrar a personas a las que no les gusta nada la fruta.

La fruta está considerada como *refrescante* y psicológicamente parece ser indispensable.

Todo el mundo sabe que la fruta es una de las principales fuentes de vitaminas —vitaminas A, C y PP— y de oligoelementos. También contiene proteínas, y esto es lo que mucha gente desconoce, pero para los aficionados, por ejemplo los vegetarianos, que a veces llegan a comerse un kilo al día, esto acaba siendo una aportación de proteínas importante.

La vitamina C se encuentra, sobre todo, en los cítricos (limones, naranjas y pomelos).

Es suficiente una pequeña dosis diaria, 5-10 miligramos por día, para cubrir las necesidades.

Las pequeñas bayas rojas del verano (fresas, frambuesas, grosellas y moras) son ricas en vitamina PP, que aumenta la resistencia vascular. De ellas se obtienen medicamentos prescritos contra los trastornos de la circulación sanguínea.

Es curioso constatar que la proporción de vitaminas puede cambiar en una misma especie de fruta según la variedad.

Así, la manzana es una de las frutas que contiene menos vitamina C. Sin embargo, existen algunas variedades que podrían competir con los cítricos. Su sabor acidulado se debe a la presencia del ácido antiescorbútico, nada menos que la vitamina C.

La fruta se recomienda en los regímenes sin sal porque no contiene mucho sodio y, en cambio, es rica en potasio. Algunos, sin embargo, tienen que vigilarse, como los melones.

¿Cuál es el mejor momento para consumir las frutas?

En general, la fruta se consume al final de las comidas.

Sin embargo, para el dietista, no se trata del momento más favorable para obtener de ella el mejor provecho. En efecto, en ese momento se aprecia mucho menos su suculento sabor. Y para el nutricionista es preferible consumirla unos minutos antes de sentarse a la mesa. Con el estómago vacío los alimentos se absorben con más rapidez y no obstaculizan la digestión de las proteínas. Como casi todas las frutas están cargadas de fibras, al tomarlas de forma aislada, aumentan el movimiento intestinal y tienen un efecto ligeramente laxante (véase «¿Qué es la fibra?», pág. 57).

¿El consumo excesivo de frutas puede ser nefasto?

Aunque en general son poco apreciadas por los grandes comedores que prefieren postres más azucarados y más consistentes, a veces sucede que las frutas se consumen en grandes cantidades, sobre todo por personas que no son conscientes de la importancia del aporte glucídico que esto representa en una ración cotidiana.

La grosella, al igual que el limón y las demás frutas, contiene azúcar. Cinco o seis frutas al día equivalen a 1 kilo, es decir, a unas 400-500 calorías de origen glucídico.

Entre estas frutas, la manzana parece gozar de una falsa reputación. Se cree que es muy pobre en glúcidos porque no da mucho zumo cuando se corta o cuando se pela. Se encuentra durante todo el año en los supermercados, como sucede, por otra parte, con casi todas las frutas actualmente. Es fácil de consumir y es una excelente *quita hambre*. Sin embargo, como todas las frutas, contiene un mínimo de 70 calorías por 100 gramos, de los cuales un 12 % son glúcidos.

Todas las frutas tienen que ser tomadas en cuenta en un régimen adelgazante, en un régimen para diabéticos y en todos los regímenes en los que el aporte glucídico tenga que estar más o menos severamente controlado. Es necesario saber que las frutas que parecen más azucaradas no son normalmente las más ricas en glúcidos. Las fresas sólo contienen un 8 % de azúcar; las naranjas, un 10 %, y los plátanos, un 20 %. El melón, por ejemplo, del que todo el mundo piensa que contiene tanto azúcar, sólo contiene un 5,2 %.

La ausencia de frutas, así como su consumo excesivo en la alimentación, trastorna el buen equilibrio en una ración diaria.

¿Cómo se organiza una cura de frutas?

Si no se está obeso, se tiene un nivel de glucemia normal y no se sufre de trastornos intestinales, es posible realizar de vez en cuando una cura de frutas. Se tiene que establecer una ración de 1-1,5 kilos diarios, repartida en varias tomas. Es más agradable en verano. Por ejemplo:

— por la mañana, a las 8 horas: un melocotón y un albaricoque; a las 10 horas: un plátano;
— al mediodía: dos rodajas de piña fresca y 100 gramos de frambuesas;
— a media tarde: una manzana;
— por la noche: un plátano y una pera.

Añada a esta dieta algunas tazas de caldo de verduras y agua perfumada con zumo de limón.

Se trata de una dieta diurética de desintoxicación y alcalinizante.

¿Los frutos secos son tan ricos como se dice?

Más incluso de lo que nos imaginamos. El rey es el pistacho: 630 calorías por 100 gramos, de los cuales 54 son lípidos, 21 son prótidos y 19 son glúcidos;

pero, sobre todo, tiene mucho calcio, fósforo, potasio, hierro y vitaminas A y B, es decir, todo lo necesario para los niños en un fruto muy pequeño. Pero no se debe abusar de él.

Las almendras y los cacahuetes, tan divertidos para comer en el aperitivo, son casi igual de ricos. Respecto a los higos y las ciruelas: 2 higos y 2 ciruelas pesan 40 gramos y contienen 26 gramos de glúcidos y 144 calorías. Lo que nos hace pensar que es mejor reflexionar antes de empezar a comerlos.

¿Cuál es la mejor forma de consumir las frutas y las verduras?

Desde siempre se ha hablado de los problemas que comportan las conservas, aunque de hecho su fabricación está muy controlada de forma regular y eficaz. Desde que los congelados han aparecido en la vida diaria de todos, las latas metálicas, que tenían a menudo un sabor poco agradable, han sido destronadas. Además de ser extremadamente prácticas y seductoras, las verduras congeladas, sin preparación y sólo hervidas, tienen un gran interés nutricional. Aunque se habla a menudo de una pérdida de vitaminas que desaparecen en el agua del hervido, las verduras no pierden más vitaminas con ese proceso que después de una estancia prolongada en las paradas de los mercados. Además, significan una gran ayuda para el consumidor, que no tiene que lavarlas ni pelarlas. Asimismo, en los negocios especializados, encontramos un gran surtido de ellas.

De todos modos, existen todavía en nuestros campos conservas caseras realizadas con las verduras del propio huerto. Es necesario recomendar la máxima prudencia con estas conservas, pues si están mal esterilizadas pueden provocar una terrible intoxicación: el botulismo. Aunque ocurre raras veces, lo causan todavía las judías verdes y los guisantes en tarros. ¡Cuidado!

Los glúcidos de absorción lenta

LOS CEREALES

¿Por qué se recomienda el consumo de cereales?

Por *cereales* entendemos actualmente las gramíneas cuyos granos se consumen de distintas formas, tanto por los animales como por los hombres. Se trata del trigo, el arroz, el maíz, la avena, la cebada, el sarraceno o el trigo negro, el mijo y el sorgo. La alimentación del hombre, desde el principio de los tiempos, está formada por dos elementos: un cereal y una leguminosa; por ejemplo, el trigo y los guisantes en Europa, el arroz y la soja en el Extremo Oriente. La alimentación con cereales se ha abandonado durante mucho tiempo. Las féculas, en todas sus formas, se han desplazado en nuestras cocinas y se han sustituido por la carne, que goza de tanto prestigio.

Las consecuencias funestas sobre nuestro estado de salud debido a un exceso de carne y un exceso de lípidos son la falta de fibras y la carencia de algunas vitaminas y algunos oligoelementos, que provocan enfermedades cardiovasculares, estreñimiento con sus corolarios, poliposis y la diverticulosis intestinal.

Desde hace algunos años, se intentan introducir de nuevo los cereales en el consumo diario. Pero ¿esos cereales excesivamente azucarados y desconocidos, que se venden en cajas coloreadas en nuestros supermercados, tienen algo en común, para el simple consumidor, con el trigo de nuestros campos? Parece que exista una especie de engaño y que para conseguir que se coman los cereales sea necesario camuflarlos.

Es preferible consumir los cereales de granos mezclados procedentes de cultivos biológicos, pues los nitratos y los insecticidas que se depositan en los salvados son perjudiciales. Se compran por todas partes en paquetes que contienen cinco tipos de cereales. Es suficiente cocerlos 4 minutos en leche o en caldo. No pierden su aspecto habitual. Se puede incorporar a ellos una cucharada de miel para disfrutar de un desayuno nutritivo que aporte casi todos los nutrientes indispensables, todavía más si añadimos una fruta y una bebida caliente.

¿Qué tipo de arroz es preferible escoger?

La mitad de la población mundial se alimenta con arroz. Aproximadamente un 95 % de la producción total se cultiva en China, India, Pakistán e Indonesia. Existen, dicen los especialistas, más de mil tipos de arroz cultivados por el hombre desde siempre; el cultivo de arroz es tan antiguo como el del trigo.

El arroz tiene que pasar por varios tratamientos antes de ser comestible. El arroz bruto recibe el nombre de *arroz paddy*.

Para eliminar los cascabillos, o envoltorios, del grano se lleva a cabo el descascarillado. Este tipo de arroz recibe el nombre de *arroz carguero* porque se transporta con cargueros.

El *arroz integral* es el que consumen normalmente los vegetarianos. Contiene mucha fibra y vitamina B_1.

Si se pule el arroz y se elimina el salvado nos encontramos ante el *arroz blanco*, que a continuación se desempolva y después se glasea.

Desde hace algunos años han ido apareciendo en los mercados todo tipo de presentaciones. No vamos a enumerarlas todas porque es imposible.

El *arroz precocido* está completamente cocido. Basta dejarlo algunos minutos dentro del agua hirviendo. Tiene mucho éxito entre los consumidores. Se presenta incluso ya empaquetado.

El *arroz estofado* es un arroz cocido a alta temperatura. Presenta, por esta razón, un color amarillento. No se pega.

Para la cocina se distinguen dos tipos de arroz según la forma de sus granos:

— el arroz de granos largos, tratado, que no se pega y que se utiliza, por ejemplo, como acompañamiento de los platos con salsa;
— el arroz de granos redondos, que sirve para hacer postres (arroz con leche, dulces de arroz). Al ser más rico en almidón, con este arroz se consigue una mayor firmeza de la preparación.

El arroz es un alimento esencialmente glucídico. Contiene muy pocas sales minerales, lo que hace de él un alimento apropiado para los regímenes en los que se tienen que controlar los niveles de sodio y en los regímenes sin sal más o menos estrictos.

El arroz goza de una reputación de ligereza. Parece poco calórico. De hecho, es posible constatar que los chinos, que consumen kilos y kilos de arroz durante el año, no padecen de sobrepeso.

Cada grano de arroz es una pequeña bola de almidón que aporta 370 calorías por cada 100 gramos.

El arroz estriñe; por esta razón nuestras abuelas utilizaban el agua de arroz como antidiarreico. El arroz tratado ha perdido una buena parte de su almidón y por esta razón no se pega.

¿Qué lugar ocupa la soja en nuestra alimentación?

La soja crece en Asia, en China, en Japón y, desde hace poco, también en Estados Unidos. La soja es un bonito y pequeño grano, del tamaño de una judía, con un cabillo negro; es un cereal muy indigesto si se consume en granos. Todo su valor y su gran difusión en el mundo provienen de su riqueza en proteínas y en sales minerales, lo que hace de él un alimento muy similar a la carne y al pescado. La soja es uno de los grandes cultivos de la agricultura mundial.

Esta es su composición:

— proteínas: 30-40 %;
— lípidos: 13-15 %;
— glúcidos: 12-15 %.

La soja sólo es comestible después de toda una serie de preparaciones. La preparación más conocida es la de brotes de soja, muy rica en vitamina C.

Pero sus productos derivados son los más conocidos, sobre todo por los vegetarianos y los aficionados al zen macrobiótico. La leche de soja puede sustituir a la leche de vaca para algunos niños alérgicos a esta última. El tofu, llamado también queso de soja, tiene un sabor neutro. Es necesario prepararlo y aromatizarlo con setas, cebollas y especias. En Japón es muy usado, incluso en la alimentación de los niños. También son conocidos el miso y el tamari, unas preparaciones complejas utilizadas por muy pocas personas.

El polvo blanco que se extrae de la soja, sin sabor, sirve de base para la preparación de millones de productos nuevos.

Forma parte de la fabricación de los alimentos con pocos lípidos de algunas charcuterías, numerosas galletas y dulces.

¿Qué debemos saber de las barras de cereales con chocolate que comen los niños?

A nivel nutricional es necesario esforzarse en escoger lo que es más natural. Estas barras de chocolate y cereales comportan por fuerza aditivos diversos para su conservación o para su presentación.

La asociación de los cereales y del chocolate convierte a estas barras en un alimento energético de primer orden para los niños, los deportistas y todas aquellas personas que necesitan una aportación energética inmediata: los diabéticos insulinodependientes, por ejemplo.

Estas preparaciones prácticas aportan fibras en un tipo de alimentación moderno que carece de ellas. ¿Pero por qué han sustituido a una buena rebanada de pan untada con mantequilla y acompañada de una gran barra de chocolate, tan exitosa entre los niños de las generaciones anteriores?

EL PAN

¿Cómo se define el pan?

Si el trigo inspira a la poesía, su derivado inmediato, el pan, tiene, como la carne y el vino, un valor simbólico. La palabra *pan* es una palabra mágica, y las expresiones que la citan están en la memoria de todos.

Sin embargo, existen algunas controversias: «El pan ya no es lo que era antes». Se presenta ante nosotros con aspectos muy variados. Para hacer un buen pan digno de ese nombre es preciso utilizar materias primas de buena calidad: harina, agua, sal y fermentos, pero es necesario también que el panadero posea todos los conocimientos técnicos de su oficio.

En algunos países se ha creado una ley que permite distinguir entre las auténticas panaderías y las tiendas especializadas sólo en la cocción de pan congelado elaborado en fábricas.

Un pan mal fermentado, mal cocido, húmedo y compacto es indigesto y pesado. Pesa en el estómago y provoca gases. Pero el bueno, el verdadero pan tiene que ser ligero, elástico y crujiente; la miga tiene que ser homogénea y finamente alveolada; la corteza, dorada y con un agradable olor. Su sabor poco pronunciado, bastante neutro, permite asociarlo a todas las preparaciones culinarias.

¿Qué contiene el pan además de harina?

El pan contiene, además de los elementos de base conocidos por todos, productos que lo mejoran y que están autorizados por la ley:

— ácido antiescorbútico, que acelera la fermentación;
— lecitinas de soja;
— malta, que mejora la fermentación;
— harina de haba, autorizada en un 1 %, que le da su característico color blanco.

Estos productos no son muy aceptados por los aficionados al *pan de antaño*, como, por ejemplo, el pan de levadura, que se conservaba una semana, a diferencia, por ejemplo, de la *baguette* que se endurece de la noche a la mañana. Algunas personas se quejan para intentar poner remedio a esta situación y dar a los consumidores un pan de calidad superior. Además, en muchos países, aunque no en todos, los productos químicos están prohibidos en el pan.

¿Cuál es el valor nutritivo del pan?

Por cada 100 gramos, el pan aporta:

— 50 gramos de glúcidos en forma de almidón;
— 1,5 gramos de lípidos;
— 7 gramos de prótidos.

Una ración diaria de pan blanco (300 gramos) aporta 15 miligramos de magnesio y de hierro y 25 miligramos de cobre. El pan blanco no contiene suficientes fibras; el más indicado es el semiintegral.

El pan es demasiado salado, sobre todo, en algunas panaderías: 10 gramos por kilo. Ya ingerimos demasiada sal en todos los demás alimentos.

¿Qué tipo de pan debemos escoger?

El pan se amasa a partir de las harinas obtenidas mediante aparatos separadores cada vez más eficaces. El cernido es más o menos impulsado según el tipo de harina que se quiere obtener. De esta forma, se puede decir que la harina se ha cernido a un 75 % cuando un 25 % de las distintas materias que le habrían impedido ser blanca han sido eliminadas.

Para el *pan blanco*, el nivel de extracción es de un 72-75 %.

El *pan moreno* es un pan semiintegral. Se obtiene de una harina con un nivel de extracción de un 84-85 %. Se elimina la capa externa del envoltorio del grano.

El *pan integral* se fabrica a partir de la harina integral, es decir, a partir del grano completo. El nivel de extracción es de aproximadamente un 90 %.

El *pan de salvado* no es un pan integral. Es el molinero el que añade a su harina blanca una cantidad determinada de salvado, según su costumbre.

La exageración es perjudicial. El pan negro contiene salvado, rico en pesticidas. Demasiada celulosa provoca trastornos intestinales y un menor aprovechamiento digestivo. Contiene cantidades de productos químicos por encima de las normas teóricamente admitidas. La sabiduría de la elección reside en un compromiso entre una harina demasiado blanca y una harina demasiado morena.

Un nivel de extracción que oscila entre el 75 y el 80 % es lo que más conviene a nuestra salud.

Las legumbres y las leguminosas

¿Qué es la fibra?

Se da el nombre de fibra a la parte residual no digerible de las paredes celulares de los vegetales que forman parte de nuestra alimentación. Antiguamente se consideraba sustancia inerte, pero actualmente se sabe que la fibra es absolutamente necesaria para nuestro organismo como alimento de lastre (alimento voluminoso y poco nutritivo).

Se trata de la lignina de los cereales, por ejemplo, el salvado del trigo que, desde hace algunos años, goza de gran prestigio como tratamiento contra el estreñimiento. Se trata también de las pectinas de los frutos (las ciruelas, por ejemplo).

En definitiva, la fibra se encuentra en los vegetales, en las legumbres y en los frutos secos o frescos.

El pan integral, realizado a partir de harinas integrales, contiene un 8-9 % de fibra.

La fibra, un alimento de lastre, sirve para forrar el bolo alimenticio e intestinal. En ella se apoyan los movimientos peristálticos de los intestinos para permitirle avanzar.

Aparte de este papel de alimento de lastre, actualmente se atribuye a la fibra un papel más noble.

Se cree que su presencia en la ración cotidiana regula la glucemia después de las comidas y evita la formación de los cálculos biliares.

La fibra es indispensable; si no existiera, nuestro cuerpo lo asimilaría todo y no tardaríamos mucho en morir. Y, sobre todo, efectúa una verdadera caza de los microbios intestinales. También se cree que disminuye el nivel de colesterol.

¿Las leguminosas son buenas para la salud?

Al igual que los cereales, las legumbres forman parte de la alimentación humana desde la Antigüedad.

También como los cereales, han desaparecido casi prácticamente de nuestra alimentación y muchos males que sufrimos actualmente (trastornos digestivos, depresiones y quizás incluso algunos cánceres intestinales) son debidos a su ausencia en la ración cotidiana.

Las leguminosas más consumidas son las lentejas, las judías y los guisantes.

Junto con los cereales, forman parte de la alimentación de los vegetarianos, que están obligados a asociarlos con todas las comidas. Comportan glúcidos de absorción lenta, proteínas llamadas vegetales que se combinan perfectamente con las de los cereales para alcanzar un equilibrio nutricional sin carencias.

Las leguminosas son ricas en sales minerales y en vitaminas; sólo tienen un defecto: provocan que se hinche el vientre y son la causa de flatulencias desagradables.

El profesor Trémolières clasificaba las legumbres en un anexo del grupo formado por las carnes, el pescado y los huevos, destacando siempre que su coeficiente de utilización es, sin embargo, menor que el de las proteínas naturales.

¿Las lentejas contienen tanto hierro como dicen?

Contienen por cada 100 gramos: 400 miligramos de fósforo, 60 miligramos de calcio y 7 miligramos de hierro.

Son, sobre todo, importantes en los regímenes sin sodio, pues son pobres en ese elemento.

Encontramos calcio en algunas legumbres, frutos secos y aguas minerales envasadas e incluso en el agua del grifo, aunque está muy desprestigiada.

¿Por qué la patata se consume y se denigra tanto al mismo tiempo?

La patata es menos rica de lo que se cree si se come hervida o asada con su piel. Su valor calórico se triplica si se come en forma de patatas fritas caseras o de bolsa. Sólo contiene 12 gramos de glúcidos por cada 100 gramos y prácticamente no contiene lípidos.

Se trata del primer alimento que suprimen las personas que quieren adelgazar, y la mayoría de las veces es inútil, ya que si la patata tiene que controlarse en un régimen que controle los glúcidos, es mejor suprimir primero el arroz, muy rico en almidón a pesar de su reputación de alimento ligero. Como casi todas las legumbres, la patata contiene además potasio y magnesio.

¿Las hortalizas son indispensables?

Hay que precisar que se llama hortalizas a todo lo que no es fécula. El tomate rojo, la zanahoria, que contiene caroteno, la blanca coliflor, la endibia y el apio dorados, la pequeña seta blanca, tan apreciada, la col y la ensalada son hortalizas. El verdulero de nuestros mercados nos muestra lo fácil que resulta variar de menú, pues se encuentra de todo en todas las estaciones.

LA HISTORIA DEL CALDO DE MIJO

La historia del caldo de mijo, que se sitúa en el año 1576, forma parte del folclore de Estrasburgo y se cuenta en todas las guías; ilustra plenamente la calidad nutricional y el importante papel de los cereales en la alimentación de nuestros antepasados. Se trataba de llegar a Estrasburgo desde Zurich remando por la orilla del Limmat, el Aar y el Rin en el menor tiempo posible para que un enorme puchero de mijo hirviendo, rodeado de arena caliente y situado en el centro de la embarcación, se mantuviera templado hasta su llegada a Estrasburgo.

Las verduras son indispensables como alimentos de lastre gracias a su estructura de celulosa. Tanto si actúan directamente aportando elementos nutricionales o como testigos en los distintos intercambios de nuestro organismo, no sería posible prescindir completamente de ellas sin provocar graves problemas.

Las verduras constituyen la mayor fuente de calcio después de los alimentos lácticos, aunque su calcio no se asimile tan bien. Cuando se habla de proteínas no se piensa en las verduras. En cambio, aunque las verduras son pobres en proteínas (sólo un 2 % de aminoácidos), cuando se consumen en grandes cantidades, pueden representar hasta un 10 % de las necesidades diarias de prótidos.

Cuando un régimen se establece para un paciente, es muy raro que no figuren en él las verduras, a excepción de la acedera, las espinacas y el ruibarbo, que se prohíben en el tratamiento de algunas formas de nefropatías. La judía verde hervida y sin sal, el campeón de los regímenes para los obesos, asociada al bistec más banal, ha hecho renunciar a millones de candidatos a conseguir una pérdida de peso.

¿Qué contienen las verduras?

No debemos creer que todas las verduras desbordan vitaminas. La vitamina C y el caroteno o provitamina A son, sobre todo, las vitaminas que recibe nuestro organismo a través de las verduras y las frutas, así como la vitamina E. Será necesario encontrar otras vitaminas en fuentes distintas, como la mantequilla, la leche y los huevos.

Todo lo que es muy verde, es decir, repleto de clorofila, es rico en vitamina C. Basta una cantidad mínima para cubrir las necesidades diarias y evitar la avitaminosis. Sin embargo, es necesario consumir verduras frescas, ya que actualmente se encuentra muy poca vitamina C en las demás variedades alimentarias.

Respecto a la vitamina A, es el hígado el que la fabrica a partir del caroteno contenido en las verduras y los frutos de colores portadores de clorofila. Se cree que la vitamina C y la clorofila se refuerzan.

Ya hemos explicado que las verduras contienen calcio, pero la gran mayoría también contiene hierro, cobre, manganeso, potasio y un poco de sodio. Si el paciente tiene que mantener un régimen estrictamente sin sodio, debe consumir apio, berro, remolacha cocida, zanahorias, nabos y espinacas.

Las vitaminas, las sales minerales y los oligoelementos

Las vitaminas

¿Es necesario consumir más vitaminas de las que contienen los alimentos?

Se trata de una cuestión de actualidad, si es posible decirlo así, ya que la solicitud de vitaminas es constante en todos los niveles de la sociedad de consumo.

No es posible fijar de forma absoluta las aportaciones aconsejadas de cada vitamina, puesto que eso depende de un número de factores demasiado grande.

En efecto, la necesidad vitamínica depende de numerosos factores que varían, para cada sujeto determinado, en función de la edad, de la actividad, de la composición de su ración alimentaria, del consumo de alcohol y de tabaco, de la toma regular de algunos medicamentos e incluso del nivel de contaminación en el que vive.

El deseo del nutricionista reside en la elección de una alimentación tan variada como sea posible, sin excesos, sin medicamentos inútiles, sin iniciativas intempestivas o erróneas.

Nuestra alimentación occidental, ampliamente surtida de alimentos muy diversos, nos aporta la cantidad de vitaminas indispensables. Así pues, el comprimido milagroso de vitaminas que nos tomamos, a principios del invierno, de la misma forma que nos ponemos una bufanda para protegernos del frío, es inútil e incluso a veces es perjudicial.

La avitaminosis no se presenta en las zonas del planeta que disponen de un surtido de alimentos normalizado.

Tomarse unas pastillas al principio del invierno no tiene razón de ser. En la actualidad, el beriberi, la pelagra, el escorbuto y el raquitismo causados por una falta de vitaminas o avitaminosis son enfermedades fantasma para los occidentales; han desaparecido completamente de nuestros hospitales.

¿Las vitaminas pueden faltar en algunos casos?

La deficiencia o la carencia de vitaminas en la dieta alimentaria pueden aparecer en ámbitos tan diversos como ocurre con las proteínas. Se trata de la malnutrición y la desnutrición en los distintos sectores de las necesidades nutricionales del niño o del adulto. Son debidas a vicios de la nutrición, como los regímenes adelgazantes mal llevados, la anorexia mental y su déficit energético, o la absorción errónea de distintos orígenes.

Las carencias son raramente espontáneas en nuestros países industrializados. La mayoría de las veces se deben a enfermedades intercurrentes, y se sitúan en la esfera digestiva que, de hecho, hay que cuidar con prioridad.

¿Para qué sirven las vitaminas?

Se pueden definir como sustancias sin valor energético propiamente dicho pero que son indispensables para el organismo, incapaz de sintetizarlas. Por lo tanto, es necesario aportarlas a través de la alimentación. Son indispensables para las transformaciones incesantes y para la renovación permanente de la célula.

Las vitaminas se presentan de la misma forma tanto en la degradación de los prótidos, de los lípidos y de los glúcidos como en su síntesis. Actúan como catalizadoras únicamente por su presencia, y se encuentran intactas al final de la reacción. La población que tiene una necesidad de vitaminas más importante está constituida por la mujer embarazada, el niño y el anciano.

¿En qué se transforman las vitaminas en las conservas?

Se ha acusado a las conservas de favorecer las avitaminosis (carencia o escasez de vitaminas). La tecnología alimentaria ha puesto remedio a este inconveniente añadiendo vitaminas en algunas preparaciones.

La vitamina C es la más frágil; a los liposolubles les afectan poco los procedimientos de conservación. La preparación culinaria de alimentos que se almacenan en casa o en las tiendas durante varios días después de su recolección hace que estos alimentos pierdan la mayor parte de su frescura y también una cantidad considerable de vitaminas. Asimismo, si se procede a la conservación de los alimen-tos justo después de la recolección no se reduce la cantidad de vitaminas que se pierden.

Respecto a los congelados, todo depende del tipo de alimento que se congela y, sobre todo, en el caso de las verduras. Se han realizado estudios que demuestran que la vitamina C no pierde todo su valor.

Los zumos de frutas en conserva mantienen sus vitaminas. A veces el fabricante añade algunas. Hay que elegir bien, pues algunos procedimientos de conservación respetan la vitamina C. Pero cuidado, no debemos confundir los zumos de fruta 100 % con las bebidas de frutas, los néctares, etc.

Las sales minerales y los oligoelementos

¿Para qué sirven las sales minerales y los oligoelementos?

Los oligoelementos están de moda, como las vitaminas, y numerosos pacientes las compran en las farmacias como si les faltaran.

Como todo el mundo sabe, los huesos y los dientes están formados por sales minerales, calcio y magnesio, que desempeñan un papel plástico en la formación del esqueleto. Lo que se desconoce más en cambio es que nuestro cuerpo encierra minerales asociados a iones móviles que no son ni degradados ni producidos y que tienen que aportarse obligatoriamente mediante la alimentación.

Actualmente se conoce una veintena, pero la investigación progresa todos los días. Estos iones desempeñan un papel importante en los distintos metabolismos: cinco son macroelementos: el sodio, el potasio, el calcio, el magnesio y el hierro; los demás son oligoelementos: litio, flúor, yodo, cobre, cobalto, etc.

Los estudios en biología celular que se han realizado al respecto han puesto en evidencia su papel en un nivel metabólico preciso. Su ausencia en el organismo no provoca una enfermedad definida, sino solamente afecciones que se encuentran en el límite entre «las fronteras de la salud aparente y las de la enfermedad reconocida». Es difícil pasar del estado biológico al estado clínico, ya que los síntomas carenciales se establecen a lo largo de un periodo de tiempo largo.

Los trastornos en los que intervienen los oligoelementos son debidos la mayoría de las veces a afecciones enzimáticas, pues el metal se fija sobre una enzima específica de un metabolismo determinado. Existen enzimas portadoras de hierro, de cobre y de cinc.

¿Cómo hay que protegerse de la pérdida de las sales minerales en los alimentos?

Estos elementos son frágiles y pueden ser presa de otros elementos que contiene nuestra alimentación cuando está mal equilibrada.

El déficit mineral por privación directa es raro; es necesario tener en cuenta que la dieta moderna comporta una gran variedad de alimentos que aportan una cantidad suficiente, y se cree que sería necesaria una alimentación realmente muy pobre para crear una verdadera carencia.

La leche y los huevos presentan teóricamente niveles fijos en sales minerales. La leche es rica en calcio y en fósforo; el nivel de estos oligoelementos es independiente de la alimentación de la vaca. De la misma forma, el huevo tiene una constitución fija sea cual sea su cría.

Teóricamente, para aprovechar de la mejor forma posible las sales minerales, no deberíamos pelar ni las frutas ni las verduras, sólo cepillarlas antes de comerlas o antes de cocerlas. Otro problema se plantea en este momento, el de los pesticidas y el de los insecticidas, tan extendidos en los cultivos.

Se aconseja no abusar del pan integral y, sobre todo, del pan de salvado, ya que contienen ácido fítico que, con un gran número de sales minerales, inhibe la absorción de calcio en el intestino. Sucede lo mismo con el cacao, las naranjas y las nueces. Sin embargo, se sabe que aunque los niveles de calcio disminuyen cuando se sustituye el pan blanco por el pan de salvado, al cabo de algunos días se recuperan los niveles normales. Una alimentación variada previene la aparición de todos estos inconvenientes.

Las bebidas

El agua

Se recomienda beber dos litros de agua al día. ¿No es una exageración?

Si preguntáramos a un nutricionista cuál es el elemento esencial, la base de toda nuestra alimentación, podría responder sin equivocarse que se trata del agua.

Nuestro cuerpo contiene un 60-80 % de agua.

Aunque se puede vivir sin comer durante algunos días, incluso algunas semanas, no es posible permanecer sin beber más de 2-3 días. Los más severos dicen 48 horas. Nada es más constante, en efecto, en nuestro organismo que el contenido de agua. La balanza hídrica, trastornada por distintos factores de variación, se restablece constantemente por el control de las entradas y las salidas. Se trata de mecanismos complejos, nerviosos, hormonales, situados a nivel del hipotálamo y del riñón que obedecen a una señal común: la sed.

¿Qué cantidad de agua hay que beber en un día?

En las consultas, los médicos se sorprenden por la cantidad mínima de agua que los pacientes beben en un día. No es raro encontrar individuos, que no han bebido agua en todo el día; a veces por descuido o porque no tienen sed. No se dan cuenta de lo indispensable que es el agua.

Esta necesidad no está codificada con tanta precisión como la necesidad de prótidos o de lípidos. Varía según los individuos, las estaciones o los oficios. Algunos obreros beben incluso hasta 5 litros de agua por día. La falta de agua en la alimentación de los deportistas provoca trastornos en los tendones. Los niños se olvidan de beber porque se distraen jugando. Es necesario recordar proponerles un vaso de agua después de sus agitados juegos. Aunque no debemos prohibirles que beban agua, no debemos darles nunca agua helada o muy fría.

¿Cuál es la diferencia entre el agua mineral y el agua de manantial?

La verdad es que en la mesa sólo deberíamos beber agua de manantial natural potable, es decir, no tratada, pero hace ya mucho tiempo que los hombres se han visto obligados a ir en busca de otras fuentes, como las de los ríos.

La mayoría de los consumidores no distinguen entre las diferentes aguas embotelladas y se dejan guiar por su sabor personal o por los consejos de la publicidad. Sin embargo, las aguas llamadas minerales no son tan anodinas como la publicidad quiere darnos a entender. Las aguas minerales son aguas portadoras de algunos elementos con propiedades terapéuticas.

La mayoría de las veces provienen de pozos artesanos y contienen disueltas las sales minerales de los suelos que han atravesado. La mineralización de un agua puede variar de algunos centigramos a varios gramos por litro. No se aconseja consumir de forma constante estas aguas tan mineralizadas.

Para muchos consumidores, el agua mineralizada es un agua embotellada que no tiene el sabor desagradable del agua del grifo. Para otros, se trata de un agua *coartada* que supuestamente ayuda a adelgazar, arrastra consigo las toxinas y proporciona un buen aspecto.

El consumo aproximado es de 54 litros por habitante y año.

¿Por qué tantas botellas? Si el agua del grifo tiene sabor a cloro, basta llenar una botella y ponerla en la nevera unas horas antes de consumirla; de esta forma pierde su mal olor. Y nadie le impide mezclarla con un poco de vino.

Cuidado con el sodio. Las aguas bicarbonatadas sódicas tienen mucho sodio, magnesio y potasio. Tienen propiedades digestivas y alcalinizantes. Estas son las características del agua de Vichy (afecciones biliares, diabetes, enfermedades tropicales) y del agua de Vals (enfermedades del estómago). Estas aguas tan mineralizadas están fuertemente desaconsejadas en los pacientes que sufren hipertensión arterial. Incluso las personas que tienen una tensión arterial normal no deben beber de forma continua esta agua. Como nuestra alimentación es ya demasiado rica en sal (sodio), es inútil añadir más a través de la bebida.

El vino y la cerveza

¿El vino aporta elementos interesantes para nuestra salud?

El vino es una de las bebidas más antiguas del mundo. En la antigua farmacopea servía de apoyo para sustancias médicas: «vino compuesto de digital», «vino diurético amargo de la caridad», «vino de Sicilia», «vino yodotánico», por citar sólo algunos de estos preciados vinos. Una terapéutica deliciosa en la que sobre la receta figuraban pociones, ponches y aguardiente en forma de alcoholato o de elixir.

El vino de Borgoña para los convalecientes no es más que un agradable placebo a los ojos de las jóvenes generaciones de médicos que sólo escuchan las terribles voces de la química moderna. Así pues, ¿qué contiene el vino, el verdadero, para haber gozado de tanta consideración por parte de nuestros boticarios?

La composición del vino es muy compleja. De forma resumida, se puede decir que el vino es una mezcla de agua, alcohol, ácidos orgánicos y materias colorantes naturales.

Un análisis detallado permite destacar aproximadamente unos 200 cuerpos químicos más o menos diferenciados: 12 alcoholes, 6 azúcares, 22 oligoelementos, 12 vitaminas, 17 antocianos, en una relación de 24-25 gramos por litro.

Se trata de una solución alcohólica de 7-16 grados de alcohol. El grado es el porcentaje de alcohol etílico que contiene una bebida. El vino tiene que tomarse teniendo en consideración su nivel nutricional, ya que, además de los nutrientes que contiene y cuyos porcentajes varían, el vino tiene un valor calórico real. Aporta a nuestro organismo 700 calorías por litro, colocándose de esta forma entre los glúcidos y los lípidos. La persona que bebe medio litro de vino por comida aumenta el nivel calórico de esta comida con 350 calorías, un detalle que no se debe ignorar.

La composición del vino no es estable.

El vino está vivo, proclaman los poetas del *néctar* de las viñas. Después de haberlo colocado en los toneles, en cubas e incluso en botellas, se producen reacciones químicas, a veces durante largo tiempo, que pueden mejorar o empeorar sus cualidades gustativas.

Aunque el vino ha mantenido siempre su valor simbólico, sus detractores y sus aficionados no necesitan plantearse preguntas puesto que las técnicas modernas han revelado de este producto de la viña una imagen que ya no es portadora de misterio y de la que se conoce muy bien su valor.

Además del alcohol, el vino contiene:

— minerales muy ricos en potasio (1 gramo por litro);
— magnesio y calcio (100 miligramos por litro);
— oligoelementos (hierro, cobre, cinc, manganeso);
— ácidos orgánicos, ácido trático (2-5 gramos por litro), ácido málico, ácido cítrico y láctico y ácido succínico.

Todos estos ácidos aportan al vino su aroma, facilitan la digestión péptica y, como sucede con las frutas, el vino alcaliniza la orina. Desempeña su papel contra los acidificantes como la carne y los cereales.

Aporta algunos aminoácidos, unas proteínas que no se deben descuidar cuando la ración es muy débil. Respecto a las vitaminas, no es precisamente en el vino donde las encontraremos.

Las materias colorantes del vino están cargadas además de propiedades muy interesantes para el organismo:

— una acción antimicrobiana y antiséptica reconocida desde siempre. Por esta razón, un vendaje empapado en vino, cuando no se dispone de nada más, tiene mucho valor. Los que representan este papel son los fenoles. El vibrión colérico, las salmonelas y el bacilo del tifus se anulan en un vaso de agua en el que se han añadido tres cucharadas de vino. Cuando se comen mejillones u ostras, se aconseja beber un vaso de vino seco;
— una acción de protección capilar gracias a la vitamina PP a través de la acción de los polifenoles;
— una acción contra los hongos del tipo *Candida albicans,* sobre todo en los vinos envejecidos.

Entonces, ¿por qué privarse del vino? No existe ninguna razón para prohibirlo en un régimen que tiene que seguirse durante mucho tiempo, a menos que sea absolutamente necesario.

Además, el vino es bueno para el ánimo, a condición evidentemente de consumirlo con moderación. El vino sólo es tóxico, como todos los demás alimentos, si se consume en grandes cantidades, como el azúcar, la mantequilla, el aceite, la carne, la charcutería e incluso la leche.

¿La cerveza engorda?

La cerveza es una bebida muy rica. En el país en el que su consumo es importante, los obesos son muchos. Contiene aminoácidos esenciales, ácidos orgánicos, glúcidos, sales minerales, vitaminas y proporciones de alcohol más o menos importantes según la marca. Una cerveza de consumo corriente contiene 4 gramos de alcohol por litro. Está prohibida en los casos de obesidad, diabetes, trastornos de los lípidos, dispepsia, gastritis, hernia de hiato y esofagitis.

El café y el té

¿Qué hay que saber sobre el café?

Desde que la publicidad nos persigue, todos los aficionados saben que existen dos tipos de granos de café: el robusto, de grano redondo y corto, que proviene del África negra, acre, amargo, fuerte, y el arábico, menos común, que proviene de América latina. Sea café en grano, café molido, café soluble o liofilizado (la elección depende exclusivamente del gusto del consumidor), el café sufre diversos tratamientos. Sin ninguna duda, el más importante de estos tratamientos es la torrefacción, cuyo olor es tan agradable.

Los especialistas muelen el café momentos antes de consumirlo. Tanto si se saborea a la turca en decocción como si se pasa por un filtro para infusión o se coloca directamente en la taza con agua caliente, las propiedades del café no son muy distintas. Con el café sucede como con el pan: cada uno tiene sus preferencias y cada uno adopta su propio café después de múltiples ensayos.

El café adopta distintos nombres según la manera en que se toma. Si no se añade nada a la infusión recibe el nombre de *café solo* o *café negro*. Incluso el café solo recibe varios nombres según el grado de concentración: desde el *café expreso*, que es el más concentrado, hasta el *café largo* o *americano*, que es el más suave. Hablamos de *cortado* si nos referimos a café, servido en taza pequeña, con una cantidad muy pequeña de leche. El *café con leche* también lleva leche pero en mayor cantidad y se sirve en una taza más grande.

Sea como sea, el café contiene cafeína. Ese es en realidad su mayor encanto y su mayor defecto.

Una taza de café contiene aproximadamente 120 miligramos de cafeína, además de 120 miligramos de potasio y algunos elementos de hierro, sodio, magnesio, fósforo —se podría hablar de indicios—, y algunas vitaminas PP. Es evidente que no se debe contar con el café para la ración cotidiana de estos elementos indispensables.

Respecto al descafeinado, tan criticado por los expertos, contiene, de todos modos, un 0,1 % de cafeína.

El café aporta sólo una cantidad mínima de calorías, así que puede consumirse en los regímenes y cuando se está atento a la cantidad de calorías que se consumen.

¿Cuál es la acción del café?

Todas las propiedades del café provienen de la cafeína.

El café es la bebida de los intelectuales, de los estudiantes, a los que excita las funciones cerebrales. Tiene una acción sobre los músculos estriados (los que nos permiten movernos), para que descansen, y sobre los músculos lisos (los que no podemos controlar), por ejemplo, provoca el movimiento de los intestinos y dilata los vasos coronarios.

El café disminuye la somnolencia y facilita la respiración. También es diurético.

Queda claro también que el consumo exagerado del café puede crear trastornos en todos los segmentos sobre los que llega la acción de la cafeína.

Una taza de café por la mañana y una taza después de la comida del mediodía no representan un inconveniente para un individuo exento de trastornos. Sucede lo contrario para la persona que se lanza, varias veces al día, sobre la máquina de café.

¿Cuáles son las propiedades del té?

¿Qué es lo que podría establecer un lazo de unión entre rusos, chinos, americanos, japoneses, árabes y anglosajones? ¡Una taza de té! Sólo los latinos no beben té. El té es la bebida más extendida en el mundo y la más consumida. Se trata de la bebida corriente que sustituye al agua tan a menudo contaminada. Se conocen por lo menos trescientos tipos de té. Té de Ceilán, té de China, té natural, té negro o verde, té aromatizado... Todos se remontan a la misma leyenda de la hoja del arbusto que cayó de forma accidental en la taza de agua caliente del Emperador, quien apreció enseguida su sabor y muy pronto también sus beneficios.

Desprovisto de calorías, el té no engorda. Contiene cafeína y, por lo tanto, es estimulante. Contiene teobromina y, por lo tanto, es diurético. Colorea los dientes y flocula la leche a causa de sus taninos, benéficos para los intestinos.

Durante los 3 minutos siguientes al inicio de la infusión es cuando se desprende la cafeína. Una infusión prolongada no aumenta su nivel de cafeína.

¿Qué queda por añadir? Para el médico, se trata de una bebida, ni buena ni mala, que no afecta verdaderamente a la dieta médica. Pero son muchas las personas que lo beben. Debido a que para preparar un té digno de ese nombre se tiene que hervir el agua, evita algunas intoxicaciones causadas por el agua contaminada.

Las demás bebidas

¿De dónde proviene la coca-cola?

Desde que los americanos desembarcaron en Europa, todo el mundo bebe coca-cola. Sobre todo son los jóvenes los que la han convertido en su bebida preferida. Se consume en cualquier ocasión e incluso durante las comidas.

De la coca se extrae la cocaína, un potente alcaloide de efectos anestesiantes que ha acabado convertido en droga. No debemos confundir la coca con la cola, más exactamente con la nuez de cola, de la que se extrae la colatina que, supuestamente, sirve para tratar la resaca. Las pequeñas botellas de líquido color caramelo, las coca-colas, no son tan inocentes como parecen a simple vista. Leamos y reflexionemos acerca de lo que contienen. En primer lugar, azúcar, generalmente 110 gramos por litro y no es precisamente la etiqueta de *light* la que le librará de los efectos nocivos de los demás componentes. Estas bebidas llevan mucha cafeína (150 miligramos), teobromina (150 miligramos), que es un potente diurético, y ácido ortofosfórico (600 miligramos); todo esto es lo que contiene un litro de coca-cola.

La acción estimulante y excitante de la cafeína y de la teobromina se ve reforzada además por la acción del fósforo. El resultado es, pues, el de millones de personas *drogadas* con la coca-cola, compuesta de sustancias vegetales de hojas de coca decocainizada, nuez de cola y gas carbónico (5-7 gramos por litro).

El mercado de la coca-cola se extiende por todo el planeta.

Las personas que duermen mal, las que tienen un corazón que no palpita correctamente (padecen taquicardia y arritmia) tienen que mantenerse alejadas de esta bebida mundialmente extendida (véase «¿Qué deben beber los niños?», pág. 86).

¿Cómo se localiza un buen zumo de frutas?

De la misma forma que explicamos para las margarinas... y todo el resto, el consumidor tiene que observar e informarse. En este ámbito, existe una gran confusión. El zumo de frutas corresponde a una denominación muy determinada. Se trata «del resultado de la extracción de las frutas frescas, sanas y maduras, que no ha sufrido ni un principio de fermentación, disolución o concentración». El zumo de frutas es un producto noble extraído sólo de la pulpa de fruta mediante procedimientos sofisticados y muy caros. Por ejemplo, la manzana: 70-80 % de zumo; el albaricoque: 60-70 %; la naranja: el 30-40 %. Todos estos procedimientos de extracción son variados, según la naturaleza de la fruta.

¿Qué contienen las pequeñas botellas que venden en los bares?

«¡Camarero, un zumo de pomelo!» ¿Qué nos vierte en nuestro vaso? Agua que contiene en suspensión el resto:

— glúcidos (el zumo de uva contiene, por ejemplo, 162 gramos de glúcidos por litro);
— ácidos orgánicos (málico, cítrico, tártrico) que facilitan la digestión y la secreción urinaria;
— elementos minerales: potasio, calcio, magnesio; el sodio es raro, lo que permite consumir zumos de frutas en un régimen en el que la sal tenga que controlarse;
— pectinas, abundantes en los zumos pulposos;

— vitaminas abundantes: C, A, B_1 y P;
— enzimas que facilitan los procesos digestivos: invertasa, oxidasa, proteasa, amilasa, hidrogenasa.

No se tienen en cuenta las proteínas y las materias grasas, ya que se encuentran en cantidades muy pobres.

¿Qué podemos esperar de las tisanas?

¡Retorno al pasado! Deseo de rendirse a las medicinas suaves, a las bebidas de una inocuidad absoluta en las especies más extendidas: tila, menta, verbena. Pueden tener un destino más noble cuando están consideradas como una sencilla terapia de apoyo a los medicamentos recetados.

Pueden participar de una terapia durante un periodo más largo, para favorecer, por ejemplo, las eliminaciones renales en calidad de diuréticos o hepáticos, o en calidad de drenantes hepatobiliares. Pueden tener una acción calmante para las personas nerviosas y las que sufren de insomnio. Favorecen la circulación de la sangre en las venas. Las tisanas más eficaces son las mezclas complejas que asocian varias plantas.

No hay que pedir a las tisanas que den más de lo que son capaces. Por ejemplo, en caso de crisis aguda de asma con problemas respiratorios, una taza de hisopo no sustituirá nunca a la cortisona. Utilizadas en el momento oportuno, con curas continuadas, ocupan un lugar importante dentro de las medicinas suaves... ¡de retorno al pasado! ¡Y a la automedicación!

Y además hablaba de remedios baratos, a veces de una sencilla tisana. Como puede imaginarse, las personas que pagan ocho francos franceses por una consulta no aprecian mucho que se les indique un remedio barato. El más tonto no necesita un médico para saber que debe tomarse una manzanilla.

Jules Romains, *Knock*

Los aditivos alimentarios

¿Qué es un aditivo?

«Se entiende por aditivo cualquier sustancia química cuyo aporte en la alimentación sólo puede ser, y sólo debe ser, una excepción por efecto de la necesidad y siempre con la reserva de una autorización administrativa, tomada después de celebrar grandes asambleas sobre higiene y medicina y siguiendo las condiciones fijadas por la susodicha autoridad» (*Dictionnaire pratique de diététique et de nutrition*, M. Apfelbaum, L. Perlemuter, P. Nillus, C. Forrat, Éditions Masson, 1981).

En los países europeos la media es de 300 aditivos, pero en Estados Unidos se alcanzan los 3.000. Son los siguientes:

— agentes conservadores, antioxidantes;
— agentes colorantes;
— agentes de fabricación para la fluidez y el aspecto;
— agentes organolépticos para aromatizar y aumentar el sabor del alimento.

Puesto que ha sido la Unión Europea la que ha fijado por primera vez la lista de aditivos, están precedidos por la letra E de Europa y seguidos de una cifra que empieza con el número 100.

Algunos aditivos se toleran de forma provisional, otros, como el glutamato de sodio, que aumenta el sabor de los platos y se encuentra por todas partes, no van ni siquiera precedidos de la letra E.

Es casi imposible no estar inquieto ante estos datos.

Por suerte, una verificación oficial y muy seria garantiza la utilización de los aditivos alimentarios. Los expertos están atentos. En todos los países existen asociaciones públicas y privadas que se encargan de controlar los aditivos que se utilizan.

Nuestra alimentación es cada vez más química, ¿qué debemos saber de los aditivos alimentarios?

Sólo desde hace algunos años oímos hablar de estas numerosas sustancias que se añaden a nuestros alimentos. De hecho, sucede desde que la industria ha sustituido a muchos cocineros delante del horno.

Por lo tanto, hace ya mucho tiempo que los responsables se interrogan sobre lo que es lícito o no introducir en nuestros menús. La primera ley sobre esto data del año 1905.

Donde más colorantes se utilizan es en la pastelería industrial y la confitería (caramelos, helados, galletas...). Después vienen las sopas, los potajes en conserva y los platos preparados. El nutricionista que aprecia lo natural y lo razonable recomienda no sustituir todas sus comidas con alimentos industrializados. Desgraciadamente, esto parece cada vez más difícil.

No es posible pensar en suprimir los dulces industriales de la alimentación de los niños, pero es necesario intentar cocinarlos uno mismo. Serán, con toda seguridad, mejores. Es fácil evitar todos esos caramelos forrados con colores llamativos, como una especie de pintura alimentaria, artimañas muy nocivas en realidad.

Sin embargo, hay que alegrarse, porque actualmente el público en general es mucho más consciente de estas cosas. En efecto, encontramos, por ejemplo, jarabe de granadina y de menta sin colorantes. Lo mejor es comprar siempre los alimentos más sencillos y cocinarlos uno mismo.

¿Qué debemos saber de la alimentación biológica?

La agricultura biológica consiste en cultivar cereales, frutas y verduras con técnicas que emplean el menor número posible de productos químicos.

Esta denominación se aplica igualmente a los productos derivados de estos alimentos: el pan, los platos cocinados, las bebidas y, evidentemente, todo lo que se compra en los mercados con el mismo nombre.

No se trata de una novedad a pesar del éxito actual de estos productos naturales, aunque todavía son poco numerosos. Hay que decir también que los precios de estos productos pueden desanimar a cualquier consumidor porque son elevados. Estos precios están justificados por el rendimiento netamente inferior de este tipo de cultivos. Pero, ¿siente interés el consumidor hacia estos productos?

Aunque tengan un sabor mejor, no tienen en ningún caso un aspecto atractivo: las manzanas están picadas por los gusanos, los tomates son blanquecinos y no están maduros, las verduras están torcidas; en definitiva, su presentación deja mucho que desear.

El aficionado a lo natural tendrá que buscar al hortelano que realmente se dedique a esto y que demuestre su pertenencia a una organización reconocida por la ley.

Es conveniente desconfiar de estos vendedores de vituallas artesanales que se presentan en los mercados, de los que se desconoce la forma de fabricación, expuestos al polvo y a la contaminación de todo tipo.

¿Qué muestran los productos de origen biológico?

Algunas explotaciones están reconocidas en los mercados biológicos, es decir, de productos que se han cultivado de forma natural, biológica. No se trata simplemente de una moda, sino que existen desde hace casi 20 años. Estos productos muestran su marca y su logotipo. Para recibir con rigor y garantía la etiqueta de origen biológico deben estar compuestos en un 95 % por ingredientes de origen natural.

Hoy en día, empiezan a difundirse por nuestro país establecimientos dedicados a estos productos, aunque lo más habitual es encontrarlos en comercios de estilo más convencional.

Segunda parte

LA ALIMENTACIÓN DE LAS PERSONAS CON BUENA SALUD

Generalidades o cómo organizar nuestra forma de alimentarnos

¿Cuáles son las directrices generales para que un individuo se mantenga con buena salud?

Las exhortaciones y las informaciones son cada vez más urgentes. Nadie debería ignorar las pocas directrices que evitarían muchas miserias si se siguieran, aunque sólo fuera en parte. Evitarían el envejecimiento prematuro, mantendrían a los niños con buena salud y los convertirían en adultos responsables de su salud y bienestar futuros. ¡Sería realmente como un sueño!

Estas son las directrices de todos los nutricionistas:

— comer una gran variedad de alimentos;
— evitar el exceso de grasa;
— comer alimentos que contengan almidón y fibra;
— evitar los abusos de azúcar;
— evitar el exceso de sal;
— beber un litro de agua al día;
— abstenerse de beber alcohol fuerte;
— mantener un peso fijo ideal desde la pubertad hasta la vejez;
— realizar todos los días ejercicio físico.

¿En qué proporciones tienen que llegar los alimentos a nuestra mesa?

«Como normalmente», dice el paciente. ¿Cuántas veces habré oído esta afirmación? Pero, ¿qué significa con exactitud comer normalmente?

Puede existir una diferencia de más de 1.000 calorías en la ración de dos obesos que se quejan de lo mismo: «Estoy cansado, he engordado cinco kilos en tres meses». En efecto, dos individuos que se parecen, que tienen más o menos la misma morfología, pueden tener necesidades calóricas muy distintas, las de uno pueden incluso doblar las del otro individuo.

Las aportaciones aconsejadas están basadas en las costumbres alimentarias existentes en un país o en una comunidad.

Estos son los niveles para los distintos componentes de nuestra alimentación:

— prótidos: 12 %;
— lípidos: 33 %;
— glúcidos: 55 %.

Esto quiere decir que por una ración diaria de 2.500 calorías aproximadamente la cantidad de cada uno de los elementos calculados en calorías tiene que situarse alrededor de 375 calorías de prótidos, 715 calorías de lípidos y 1.340 calorías de glúcidos. Estas cifras no son ni arbitrarias ni imperiosas.

¿Es posible determinar el balance calórico mínimo por debajo del cual empieza la desnutrición?

Es posible vivir comiendo poco. De forma contraria a la opinión corriente que tenemos todos, el hombre es extraordinariamente resistente al hambre y a la falta de alimentos.

La cantidad de proteínas que incluye nuestra alimentación es lo que determina el límite por debajo del cual empieza la desnutrición. Todos los nutricionistas están de acuerdo en fijar este límite en 20-30 gramos de proteínas por día. Por debajo de estas cifras se desarrolla la desnutrición con todas las consecuencias irremediables que acarrea.

¿Cuándo se tiene que comer?

Según Claude Bernard, el hombre está mejor consigo mismo si se siente en armonía con su propia fisiología. Todo el mundo está de acuerdo en este punto: la vida moderna ha cambiado el ritmo alimentario.

Esto es todavía más cierto para los habitantes de las ciudades, ya que los campesinos están obligados a regular su vida siguiendo los ciclos de la naturaleza.

Tenemos el derecho de preguntarnos cuál es la influencia de este cambio sobre nuestra salud. El hombre vive en el seno de la naturaleza, algo que parece que hemos olvidado completamente. Su *reloj biológico* regula sus secreciones hormonales (cortisona, insulina), cuyos niveles varían según la hora del día en la que se producen.

Uno se despierta siempre a la misma hora y siente que le viene el sueño a horas determinadas. Sucede lo mismo con el hambre y con la necesidad imperiosa de alimentarse. Cada uno de nosotros está regulado según sus propios ritmos, ritmos innatos: de descanso, de actividad, de periodicidad de las funciones biológicas, reguladas por un minutero exterior de la misma forma que un reloj solar da la hora según los movimientos del sol.

Algunas personas se sienten bien, en forma, desde las 6 de la mañana hasta las 6 de la tarde. Otras se sienten particularmente en forma desde mediodía hasta medianoche.

Estos ritmos forman parte de nuestra naturaleza profunda y cualquier cambio provoca trastornos que pueden ser graves para el buen equilibrio del individuo. Por ejemplo, un cambio horario que nos iguale a Moscú trastorna nuestro cuerpo, sobre todo el de los niños jóvenes y el de algunos enfermos como los diabéticos. Provoca también modificaciones de la hora de los biberones y de las inyecciones de insulina, lo que es mucho más grave todavía.

Las informaciones exteriores crean el ritmo personal de cada organismo.

Para los que prefieren levantarse temprano y acostarse pronto y que tienen hambre desde que se levantan, dos comidas al día, una a las 7 de la mañana y otra a las 6 de la noche, sería el ritmo ideal. Se podría añadir una pequeña comida a media jornada.

Los que, en cambio, se acuestan tarde, se animan con las estrellas y les gusta salir por la noche no se sienten evidentemente interesados por este horario alimentario.

¡El ritmo alimentario tiene que ser personal!

NECESIDADES NUTRICIONALES DE UNA PERSONA QUE GOZA DE BUENA SALUD

Actividad	Edad (años)	Peso (kg)	Altura (m)	Calorías necesarias
Hombre				
sedentario	65	65	1,70	2.600
medianamente activo	45	65	1,70	2.900
muy activo	25	65	1,70	3.200
Mujer				
sedentaria	65	55	1,57	1.800
medianamente activa	45	55	1,57	2.100
muy activa	25	55	1,57	2.300

¿Por qué comemos todos a la misma hora?

El ritmo del organismo humano tiene dos fases. Deberíamos conformarnos, por lo tanto, con dos comidas principales, tal como hemos dicho: dos tentempiés y un corto tiempo de descanso entre las horas de trabajo, la pausa para el café si se quiere.

Nos preguntamos entonces y con justa razón lo que significa esa copiosa comida a mediodía, en plena actividad manual o intelectual y, sobre todo, qué significa la pantagruélica comida familiar de nuestras abuelas. Por suerte, estas costumbres de otra época están desapareciendo en muchos sectores de población.

Las voluminosas comidas de los hombres de negocios no están ya muy de moda: los directivos y los jefes de nuestras empresas modernas son altos, delgados y la mayoría de las veces deportistas. Además, esas reuniones en los restaurantes suponen una pérdida de tiempo y una falsa pausa: las comidas en las que se habla de negocios son malas para la digestión, ya que también se digiere con el psiquismo.

Basta verlos salir de los restaurantes a las 3 o a las 4 de la tarde... Los numerosos trastornos que constatamos en nuestros enfermos no son debidos sólo a la calidad o a la cantidad de comida, sino también a la mala distribución de las comidas y a la forma de comer. No es bueno desordenar los relojes biológicos.

Esto perjudica a un organismo ya muy trastornado por todo tipo de errores alimentarios, como *la jornada continua*, el *fast-food* importado de Estados Unidos y que consiste en comer de pie y a toda velocidad una comida elaborada con ingredientes indigestos, demasiado grasos, tomados en medio del ruido y la precipitación y con las manos. El *fast-food* es la antidieta.

Sin embargo, se necesita muy poco para que este tipo de comida sea menos perjudicial para nuestra salud. Existen lugares que ofrecen un bocadillo mejorado, servido rápido y barato. Además, si el ruido, la animación y el humo no pueden evitarse al menos el cliente, si lo desea, puede sentarse.

¿Cuántas personas que trabajan comen en este tipo de locales una tortilla, dos huevos duros, una loncha de jamón, preferibles dietéticamente a las indigestas hamburguesas con patatas fritas consumidas por nuestros jóvenes? Y, además, ¿por qué no un bocadillo a pesar de su mala reputación? Evidentemente, no se aconseja si se consume a diario y excesivamente repleto de mantequilla o de chicharrones que, por otro lado, son tan apetitosos. Pero, desde el momento que los nutricionistas intentan restablecer el consumo de pan, ¿por qué ir en contra del bocadillo?

Sólo como lo que me gusta, ¿cuáles pueden ser las secuelas?

Hace algunos meses, un personaje sorprendente aparecía en las pantallas de televisión y llamaba la atención de los nutricionistas. Se trataba de un hombre que se alimentaba desde hacía muchos años sólo con chocolate, mantequilla y pan.

¡Se trataba de la antipublicidad para el alimento más apreciado del mundo! Presentaba, para las personas que saben observar, los síntomas de las carencias más severas que afectan a los cabellos, a las uñas y a los dientes. Raquítico y muy delgado, debería servir para hacer reflexionar a todos aquellos que desvían de forma ostensible el buen camino nutricional.

Evidentemente, se trata de un caso excepcional, pero es también la prueba de que el hombre no puede mofarse de forma impune de lo que la naturaleza ha puesto a su disposición para alimentarlo. La variedad es indispensable y las proporciones de cada elemento están claramente codificadas; sin convertirlo en una regla estricta, es bueno alimentarse según los propios gustos, pero es necesario observar las reglas del sentido común.

¿Cuál sería el desayuno ideal?

En muchos países, el desayuno es escaso o inexistente.
Lo ideal sería que estuviera compuesto de lo siguiente:

— un filete de carne o un huevo;
— un queso fresco con una proporción de materias grasas del 0-20 %, o un yogur natural para las proteínas y el calcio;
— un zumo de cítricos (naranja para la vitamina C, que ayuda a fijar el hierro);
— 50-100 gramos de pan o dos galletas o pan integral;
— una bebida caliente (café o té).

No debemos descuidar el aporte líquido de la mañana: los líquidos abren el apetito y compensan las pérdidas de la transpiración nocturna.

Algunas personas prefieren las tisanas, sobre todo los vegetarianos, que rechazan los excitantes; aprecian el tomillo o el romero, o alguna otra tisana cuya acción sea benéfica.

¿Cuál sería la comida tipo de un día para una persona con buena salud y con una actividad media?

• **Ración de calorías**: 2.500 calorías (2.000 para una persona sedentaria).

• **Ración de prótidos**: 80-100 gramos de carne o de pescado, sustituidos, tres veces a la semana, por dos huevos.

La menor cantidad posible de productos de charcutería y de casquería si se come carne: una ración proteínica por comida es suficiente.

• **Ración de glúcidos:**

— 100-200 gramos de pan por día;
— cereales: en forma de arroz, sémola, harinas saladas o azucaradas;
— dulces: miel y mermeladas, galletas;
— legumbres según el gusto de cada uno;
— verduras y hortalizas aliñadas en crudo, a veces difícilmente aceptadas a causa de la dentadura y de las costumbres de las personas ancianas;
— frutas maduras, crudas y frescas, o en compota.

• **Ración lipídica:** una o dos cucharadas soperas de aceite de oliva y 30-50 gramos de mantequilla.

• **Tentempié:** las personas ancianas aprecian un tentempié por la tarde. Esta comida corta, para los que se quedan en casa, con la monotonía de la soledad, supone una buena distracción para la moral.

• **Bebida:** mucha agua, es necesario pensar en ello. Vino, cerveza, tisana según las costumbres de cada uno, café y té.

Pero el nutricionista aconseja tomarse un descanso de vez en cuando y abandonar durante un tiempo todos estos consejos.

La alimentación de los ancianos

¿A partir de qué edad es necesario estar atento a la alimentación?

Sería fácil responder: «a todas las edades».

No hay nada que nos permita decir que después de los 60 años sea necesario modificar la forma de alimentarse. Son las condiciones de vida las que modifican las necesidades alimentarias. La alimentación en la tercera edad es un falso problema. O el individuo ha permanecido activo y entonces sus necesidades son las mismas que las de un adulto que goza de buena salud, o la dieta se establecerá en función de las distintas degeneraciones inherentes a la vejez. Las directrices generales que se dirigen a todos son las siguientes: no comer demasiadas grasas, ni demasiado azúcar, ni demasiada sal.

¿De qué falsas ideas es necesario olvidarse?

Entre las personas ancianas se extienden muchos prejuicios y tabúes alimentarios.

Creen que es necesario disminuir la sal e incluso comer sin sal. Piensan que las proteínas vegetales son mejores que las proteínas animales y disminuyen, a veces de forma peligrosa, la carne en sus comidas. Sin embargo, incluso los vegetarianos consumen proteínas animales, huevos, queso y leche.

Creen que la supresión total de lípidos y de algunos platos (salsas y estofados) mejorarán su salud. Pero no es precisamente a los 70 años cuando se tiene que empezar a disminuir el consumo de grasas, sino en la juventud. Imaginan que los alimentos líquidos se digieren con más facilidad. En cambio, el famoso café con leche, que tanto gusta a las personas ancianas por la noche para sustituir a la comida, es muy indigesto, insuficiente, provoca insomnio y a veces incluso tristeza.

¿Qué es necesario controlar con prioridad?

Existen dos tipos de alimentos que los ancianos tienen que consumir de forma imperativa: la leche y el queso. La leche y sus derivados son, con toda seguridad, la fuente de calcio más asimilable. Medio litro al día es necesario sea cual sea la forma: queso blanco, yogur o leche desnatada en polvo. Una o dos cucharadas soperas de leche desnatada en polvo en un vaso de agua son bien toleradas por los estómagos más delicados. Ni siquiera parece leche, sobre todo, si se toma fría y perfumada.

El queso (50-70 gramos) tiene que incluirse en la alimentación: estos dos elementos, la leche y el queso, sirven para luchar contra las dos afecciones que sobrevienen con la vejez, la osteoporosis y el deterioro de la dentadura. La osteoporosis progresa, todo el mundo habla de ella porque afecta a las personas ancianas, un grupo que aumenta de forma constante. Una aportación diaria de 1-1,5 gramos permitiría corregir estos trastornos. Se recomienda asociar a ella la vitamina D y el sol.

¿Cómo no cometer errores alimentarios con los dientes estropeados?

Si por razones personales o por razones socioeconómicas, sus prejuicios contra los dentistas le convencen de que los problemas dentales son una situación normal relacionada con la edad y contra la cual no hay nada que hacer, es evidente que debe seguir una dieta apropiada. En ese caso, la alimentación semilíquida o, por lo menos, claramente fraccionada, picada e incluso triturada es la única que no provocará ni gastritis ni esofagitis, muy frecuente en este tipo de situación.

El estómago se encuentra sobrecargado por un trabajo que no le estaba destinado en su función inicial y por ello sufre. Las partículas sólidas y duras de los alimentos lesionan la mucosa. Para estos pacientes, la ración cotidiana será la misma que para las personas con dentición en buen estado o que llevan una dentadura; sólo ese aspecto será distinto.

¿Cuál es la cantidad diaria de calcio necesaria para evitar la osteoporosis senil?

Las necesidades de calcio no se conocen muy bien. Se piensa que en los adultos el consumo se sitúa en 700-800 miligramos por día. Lo importante sería que este aporte se realizara en forma de productos lácteos para conseguir una asimilación mejor. La leche contiene 1 gramo de calcio por litro. Es deseable aumentar la ración diaria para la mujer menopáusica y también durante el embarazo y la lactancia. Se debería llegar hasta 1.500-2.000 miligramos por día. Con queso la ración está mejor cubierta. El queso gruyer es el que contiene más calcio, concretamente, 1.010 miligramos por 100 gramos.

Sin embargo, encontramos también calcio en algunas verduras y frutos secos y en aguas minerales de gran consumo. Incluso se encuentra calcio en el agua del grifo, un agua que, en cambio, está bastante mal considerada.

EJEMPLO DE EQUIVALENCIAS EN CALCIO

1/4 de litro de leche
o bien,
30 g de gruyer
40 g de roquefort
150 g de camembert
300 g de queso fresco
10 *petit-suisses* de 30 g

300 mg de calcio

La alimentación de los niños y los adolescentes

¿La alimentación del niño en edad escolar difiere de la de los adultos?

El niño, tal como sucede con todo lo que le afecta, adquiere su autonomía alimentaria de forma progresiva. Tanto a nivel cualitativo como a nivel cuantitativo es difícil que sus exigencias coincidan con las de los padres, porque a menudo las suyas son irracionales. La ración alimentaria impuesta por los padres corresponde mucho más a sus deseos personales que a las necesidades calóricas del hijo. Y esto puede ocurrir en los dos sentidos: por exceso o por defecto.

Como para el adulto, la ración cotidiana tiene que estar equilibrada. Comporta un 12 % de prótidos, un 30 % de lípidos y un 52-58 % de glúcidos; una alimentación variada como la que se encuentra presente en la mayoría de las familias asegura una aportación normal de vitaminas y de sales minerales.

Es inútil dar prótidos en grandes cantidades. Un niño no necesita carne en todas las comidas. En la cena, es preferible una preparación a base de leche, porque las proteínas de la leche que lleva el calcio son suficientes, sobre todo si añadimos, como sucede a menudo, queso blanco o yogur. Los glúcidos y el azúcar se encuentran casi siempre en cantidades excesivas. En cambio, el pan es necesario, aporta la ración de fibras y de salvado necesarias y compensa la poca cantidad de verdura fresca. El gusto por las verduras llegará de forma progresiva. ¿Qué niño aprecia las endibias, las espinacas, los puerros o las coles? Si no se las come este año, se las comerá dentro de uno o dos.

Actualmente, toda la atención de los nutricionistas se basa en la naturaleza y en la cantidad de lípidos de la alimentación de los niños desde su más tierna edad. Todas las materias grasas tienen que vigilarse desde muy cerca. Durante la infancia se dibujan las placas ateromatosas que fabrican las enfermedades cardio-vasculares del adulto.

Todos los dietistas dan preferencia a los lípidos de origen vegetal, los aceites, y al de oliva en particular. Pero esto no significa que se tenga que prohibir la mantequilla a los niños: aporta vitaminas liposolubles, en particular la vitamina A.

Ahora que los niños van a la escuela desde muy temprano, este capítulo resultaría demasiado amplio para englobar a todos los niños en edad escolar. Por tanto, dejaremos a un lado la alimentación de los más jóvenes, que depende siempre del pediatra.

Las preguntas de los padres son numerosas. Además, la comida es un momento en el que a veces se producen conflictos con lloros y gritos.

¿Qué deben beber los niños?

Los niños tienen que beber agua. ¿Pero cuántos niños beben coca-cola incluso durante las comidas? Esta mala costumbre, tan extendida en Estados Unidos y en el extranjero, ha llegado hasta nuestras mesas y en casi todos los ámbitos. Este refresco contiene teobromina (diurética), cafeína (excitante) y hasta 110 gramos de azúcar por litro. La versión *light*, tal como indica su nombre, se aligera de azúcar y se sustituye por edulcorantes. Pero los demás componentes permanecen, o ya no se trataría de coca-cola. No debe sorprenderse de que su hijo sea turbulento y nervioso o de que no pueda soportar la más mínima riña si bebe dos o tres vasos al día; el insomnio de los niños pequeños no tiene otros orígenes. Están *drogados* por el refresco.

Los *tónicos* contienen extractos de plantas (quina, por ejemplo), pieles de naranja, azúcar y gas carbónico y, a veces, jengibre y quinina. Están formalmente contraindicados para los niños pequeños.

«¡Una granadina para el pequeñuelo!» Se necesitarían muchas granadas, tan raras y tan salvajes, para fabricar este jarabe que sólo tiene del fruto mediterráneo el nombre. En realidad, es un jarabe de azúcar con ácidos cítrico y tártrico, aromatizado con sustancias vegetales y con colorantes alimentarios. Desde hace algunos años se encuentra la misma bebida sin colorante. Este producto no es ni peor ni mejor que otro si se consume de forma episódica. Todos los demás jarabes contienen sacarosa y 35 kilos de zumo de fruta por 100 litros de jarabe. También estos tienen que consumirse de forma excepcional, como los zumos de frutas. Se necesitaría dedicar un libro completo para explicar su composición. Si se escoge con cuidado lo que se compra, el abanico de productos a base de fruta se extiende desde el agua perfumada al zumo concentrado, inútiles para las comidas de los niños.

¿Y la leche? Jamás durante las comidas. Aunque la leche no debe consumirse durante las comidas, es necesario saber que es esencial en la alimentación de los niños: deben consumir aproximadamente medio litro al día. En los grupos escolares, después de la guerra, se distribuía de forma gratuita leche perfumada con cacao durante la hora del patio. Se transportaba dentro de grandes botellas de cristal, que podían ser fuentes de contaminación. Muchas veces tuve que intervenir en calidad de médico inspector en las escuelas para hacer respetar las medidas de higiene elemental.

Parece ser que, actualmente, en algunos grupos de las zonas más desfavorecidas, se están recuperando estas costumbres que parecían haber desaparecido, ya que los niños de nuestras escuelas parecían estar excesivamente nutridos. La leche UHT que se distribuye en las escuelas actualmente, presentada en envases estériles, ofrece todas las condiciones de una higiene perfecta.

Respecto a la bebida, es necesario evitar los zumos de frutas a cualquier hora del día. En la mesa, el niño tiene que beber agua y además nunca se le debe negar.

¿Las barras de cereales con chocolate son buenas para los niños?

Las tabletas de chocolate están cargadas de los valores organolépticos (que tanto gustan a nuestros sentidos), de todos los deseos y de todas las prohibiciones; toda la farándula de las tabletas de chocolate ejerce una atracción extremadamente potente sobre la glotonería de pequeños y adultos. El chocolate es un alimento casi completo gracias a su valor nutricional y calórico elevado, tal como hemos visto anteriormente (véase «¿Qué contiene el chocolate?», pág. 50).

También encontramos vitaminas A y B y sales minerales: 300 miligramos de potasio, 440 miligramos de fósforo y 150 miligramos de magnesio.

Con esto queda claro por qué es tan importante para el niño y también para el atleta, el deportista, el montañero y el intelectual.

Los chocolates para cocer, para comer, con leche, para fundir o con avellanas contienen porciones de pasta de cacao y de azúcar muy distintas; por ejemplo, el chocolate en polvo tiene que contener 32 gramos de cacao por 100 gramos de mezcla.

Por lo tanto, lo mejor es escoger chocolate de verdad, negro, sin leche y sin aditivos. No debemos negarlo a los niños. Es bueno consumir una o dos porciones al día. Es preferible este tipo de chocolate a las preparaciones comerciales con composiciones complicadas. La merienda «pan y chocolate», y no «cruasán con chocolate», pues es muy graso, es un alimento perfecto para el niño en edad escolar. El chocolate favorece el trabajo intelectual. Es diurético como el té y el café. Tomado en cantidad razonable no causa ningún trastorno digestivo. Así pues, el chocolate es bueno para los niños si se trata de chocolate negro.

¿Cómo se puede saciar a un adolescente?

Se trata de una cuestión que se plantean la mayoría de las familias que tienen en casa hijos adolescentes; mientras las chicas optan de forma espontánea por una alimentación dirigida, pasando de un régimen a otro sin pensárselo dos veces para evitar engordar, los chicos no tienen estos problemas, aunque acaban por engordar a fuerza de comer lo que sea y de cualquier forma.

El comportamiento del chico depende de la familia y de las costumbres transmitidas desde la más tierna infancia. Se tiene que añadir, para ser justos, que esto depende también de la forma en la que se componen los menús. Daremos algunas directrices generales para evitar que su hijo vacíe la nevera al volver del instituto. Y me atrevería a decir que con ello evitaremos también que destroce el presupuesto familiar. Si come carne en el instituto al mediodía, no necesita una nueva ración por la noche.

¿La comida rápida es buena para los adolescentes?

Cada vez con más frecuencia es posible ver a chicos y chicas que, cerca de los institutos, consumen esa comida hiperazucarada, de pie y en cualquier sitio. Es inútil condenarlos porque no lo entenderán.

Por lo tanto, es esencial preparar una cena por la noche que sea equilibrada para estos chicos tan poco dóciles.

¿Qué necesitan?

Carne, pescado o huevos, es decir, prótidos y verduras frescas crudas y cocidas. También frutas, que se deben consumir, si es posible, antes de las comidas, al volver de clase.

Para los que estudian hasta tarde, se puede preparar un tentempié con un yogur o pan con un pedazo de queso. Y, después, quizás sí que se debería cerrar el frigorífico con llave.

Actualmente, se cree que la proporción entre los distintos nutrientes debería respetarse en todas las comidas.

Los jóvenes que se nutren de forma desordenada eliminando cotidianamente todos o parte de algunos alimentos presentan carencias en vitaminas del grupo B, contenidas en los vegetales, las leguminosas, y cuya necesidad es tan elevada como amplia es la ración en glúcidos.

Y para mantenerse en la actualidad, se puede decir que, puesto que los productos de casquería son cada vez más raros en nuestros mercados, las vitaminas del grupo B que nos aportaban deberían sustituirse por legumbres. No debemos descuidarlas.

La única ventaja que se podría encontrar en los bares o restaurantes de comida rápida (*fast-food*) es que podemos sentarnos, aunque, por otro lado, no siempre es así.

El restaurante de comida rápida es la antidieta. La comida no respeta la variedad de las distintas aportaciones. Y la verdad es que la hoja de lechuga y el pedazo de tomate no paliarán la ausencia de *verdura*.

Se trata de una comida excesivamente grasa. Quesos, patatas fritas y carne se convierten a la larga en tóxicos, y esto nos prepara una futura generación sujeta si no a la obesidad (como en Estados Unidos), por lo menos a hiperlipidemias y sus tristes consecuencias.

¿Cuáles pueden ser las consecuencias de los excesos alimentarios en la juventud?

Exceso de lípidos, de azúcares, alimentación mal organizada y completamente alterada, falta de fibra y de verduras son la causa de los trastornos alimentarios de todo tipo entre los adolescentes. En este tipo de comportamientos encontramos las mayores carencias vitamínicas, sobre todo en vitaminas del grupo B. Esta falta de organización prepara el lecho para las enfermedades cardiovasculares que podrán padecer más adelante, alrededor de los cuarenta años.

La franja de edad en la que se encuentran la mayoría de obesos es la de los jóvenes: aproximadamente un 13 % la padece. ¿Cuántos jóvenes encontramos por la calle a la hora de la comida con la nariz hundida en un pastel o en un producto de bollería industrial? ¿Y qué beben? Un zumo de frutas muy azucarado que sorben con una paja, cuando no se trata de una cerveza con alcohol. Otra fórmula igualmente detestable está constituida por el paquete de galletas, que se devora en un abrir y cerrar de ojos, asociado a una tableta de chocolate.

¿Qué hay que hacer cuando un niño reclama continuamente dulces?

Se ha llevado a cabo un estudio: un 20 % de los niños comen demasiado a menudo caramelos, un 10 % los consumen de forma habitual. ¿Cuántos niños vemos por la calle comiendo golosinas?

Las bocas de los niños, incluso las de los más pequeños, rebosa azúcar. Se trata de una costumbre perjudicial para su salud física y moral.

El gusto de los niños por los dulces tiene su raíz en los deseos insatisfechos. El consumo de caramelos corresponde a una satisfacción que compensa el placer del acto de mamar. Esta fijación por el sabor azucarado, muy parecido al de la leche, termina en una desconfianza hacia los demás tipos de alimentos de sabor desconocido.

En algunos casos extremos, pero no excepcionales, el niño rechaza de forma sistemática la alimentación familiar diversificada, y se alimenta, más o menos clandestinamente, de golosinas. Las consecuencias son inmediatas: no tiene hambre cuando se sienta en la mesa. Esto se traduce en una fuente de conflictos. Es necesario evitar el caramelo asociado a la imagen de premio por buen comportamiento. Esta recompensa fácil tiene que sustituirse por otra cosa relacionada con el deseo del niño en edad escolar.

En lo moral, se piensa que esta inclinación hacia las golosinas se desplaza en la edad adulta hacia la costumbre de comer demasiado, de fumar e incluso de beber alcohol. Es necesario negar al niño con firmeza, y con dulzura al mismo tiempo, las golosinas que pide a cualquier hora del día. Si se cede una o dos veces, se dará cuenta de que puede insistir y que puede llegar a forzar la situación.

¿Qué conviene hacer con una chica de 15 años al límite de la anorexia?

La actitud ante la comida de una joven adolescente suele ser totalmente distinta a la que tiene el joven. Todas están a régimen. Se forman una idea equivocada de su imagen corporal. Incluso las más delgadas, que sólo presentan la evolución de las características propias de la juventud, encuentran una razón para limitar su alimentación, a veces hasta llegar a niveles absurdos. Escogen los regímenes más extravagantes, con la condición de que «funcione lo más deprisa posible». Pero como estas modas alimentarias son imposibles de seguir, afortunadamente las abandonan enseguida. Cuando han perdido 2-3 kilos, cuando ya están contentas, dejan de hacer régimen. Y, evidentemente, recuperan con gran rapidez los kilos perdidos. La moral desciende a cero y su carácter en casa se convierte enseguida en algo insoportable.

Se trataría sólo de tonterías de la adolescencia si esta gimnasia de los metabolismos no provocara a la larga, en estos regímenes *acordeón*, excedentes ponderales que la jovencita, convertida poco a poco en mujer razonable, tendrá problemas para estabilizar.

Por lo tanto, es necesario seguir las directrices del médico y no tolerar la recuperación de un solo kilo; a veces, todo vuelve a su lugar sin intervención ni de régimen ni de médico.

Respecto a la familia, lo mejor es que espere a que «pase la adolescencia», con paciencia pero manteniéndose alerta.

LAS NECESIDADES DIARIAS DEL NIÑO				
Edad	Calorías	Proteínas (g)	Calcio (g)	Hierro (mg)
De 7 a 9 años	2.100	60	1	10
De 10 a 12 años	2.500	70	1,2	12
De 13 a 15 años Chicas	2.300	75	1,3	15
Chicos	3.100	85	1,4	15
De 16 a 18 años Chicas	2.300	75	1,3	15
Chicos	3.600	100	1,4	51

¿Cómo hay que comportarse con un niño que rechaza comer?

Se trata de una situación conflictiva extremadamente extendida en las familias. Puede ser útil recordar algunas nociones muy sencillas. El niño no se deja nunca morir de hambre. Alimentarse es un acto espontáneo. Si come poco un día, comerá más al día siguiente. No es indicado forzar a un niño a comer, como tampoco es recomendable felicitarle cuando come. Esta actitud aumenta las relaciones entre la alimentación y la dependencia afectiva: «Te quiero, tú me quieres, me haces sentir feliz acabándote lo que tienes en el plato».

EL COMEDOR ESCOLAR

El comedor escolar está vigilado y controlado en principio por los médicos inspectores de las escuelas. El ideal busca que participen algunas veces en las comidas que toman los niños. En realidad, los médicos escolares son tan poco numerosos y se sienten tan poco afectados que no se preocupan de este papel.

Sin embargo, desde el año 1950, fecha a partir de la cual han comenzado a aparecer los verdaderos restaurantes escolares, se han realizado grandes esfuerzos.

Y para muchos niños estas comidas del mediodía son a menudo la mejor que tendrán en todo el día.

Cuando yo era médico inspector de las escuelas en mi región, me dedicaba a distribuir muchos vales para los niños de la posguerra, a principios de la década de los 50.

Tampoco es deseable el liberalismo total («Come lo que quieras y cuando tú quieras»). Se trata de una actitud de abandono de la autoridad paterna o materna, una solución fácil que desemboca en una alimentación desordenada y, sobre todo, muy mal equilibrada; el niño sólo se alimenta con lo que le seduce en un momento determinado. Esta actitud no es compatible ni con la familia ni con la vida social.

Un niño se educa con dulzura, disciplina y autoridad. A través del amor de sus padres, de su educación dietética, de su relación con el bebé se desprende el buen equilibrio alimentario del adolescente y del adulto.

Si el rechazo alimentario se prolonga se debe pedir consejo, puesto que un examen cuidadoso se hará indispensable; a veces, es incluso necesario recurrir al psiquiatra. La psiquiatría infantil ha realizado tantos progresos que no debe inquietar a los padres que recurren a ella.

¿Es correcto dejar que un niño coma con los dedos?

Se trata de una nueva idea que se ha originado con el liberalismo actual. Nos encontramos en la cocina (pues es imposible invitar a los bebés a la mesa familiar) con la comida de la fiera: un niño sucio de puré «que se mete por todas partes» bajo la mirada indiferente de la madre o del padre, que se ocupan de otras cosas. La razón de esta *liberación* infantil es hacer «tocar con los dedos» el valor, la consistencia y las distintas nociones de caliente y frío, de blando y duro... ¿Pero cómo se comportará en el comedor escolar este niño tan mal educado, tan falsamente cerca de la naturaleza?

¿Es recomendable el comedor escolar para los niños?

La escuela, desde el parvulario, representa un ámbito privilegiado para el niño. Son muchos los que pasan allí la mayor parte de la jornada. Es en la escuela donde efectuará sus aprendizajes y donde se acostumbrará a la vida en sociedad.

Y esta vida escolar comprende a menudo la comida del mediodía en el comedor escolar. Es evidente que la elección del menú no se deja en manos del joven consumidor; depende de la organización del grupo escolar.

Esta formación nutritiva es muy importante. Acostumbra a los niños a un ritmo alimentario, a la elección de algunos alimentos y a un equilibrio en esta elección.

¿Cómo se escoge una alimentación equilibrada para los niños? ¿En qué criterios debemos basarnos?

Antes de precisar las necesidades diarias, tenemos que decir que no se trata de establecer menús especiales o regímenes particulares, sino que son sólo algunos consejos para alimentar mejor a nuestros escolares. La alimentación del niño tiene que ser rica en proteínas, en elementos minerales y en vitaminas, pero no muy abundante en glúcidos.

El desayuno tiene que ser sustancial: una comida completa. La dificultad reside en el hecho de que numerosos niños, por falta de tiempo de los padres o a causa del rechazo del niño, van a la escuela sin comer nada. Si su hijo no quiere desayunar, es fácil preparar el día antes algunos frutos secos (higos y dátiles) o esas barras con cereales que tanto le gustan y que podrá llevar consigo en su cartera y comer a la hora del patio, cuando la angustia del posible retraso ya haya pasado.

¿Qué es una alimentación equilibrada?

Una alimentación equilibrada comporta un 10-15 % de prótidos, un 30 % de lípidos y un 52-55 % de glúcidos. Una alimentación variada, asegura una aportación normal de vitaminas y de sales minerales.

• **Los prótidos**. Un niño no necesita comer carne al mediodía y por la noche. Es preferible una preparación a base de leche por la noche; las proteínas y el calcio que contiene son suficientes. Muy pronto añadiremos el queso, que normalmente los niños aceptan con facilidad si se trata de queso blanco o de yogur. Cuidado, sin embargo, con las preparaciones con frutas y con los postres que tanto gustan a los niños, porque aumentan en exceso la ración de azúcar.

• **Los lípidos**. Se tienen que consumir en forma de aceite vegetal (oliva, cacahuete, colza) o de mantequilla fresca sobre los alimentos hervidos o con una rebanada de pan. La alimentación tiene que ser variada, permitiendo la introducción de alimentos con nuevos sabores. Uno de los méritos del comedor escolar es el de lograr que los niños acepten probar cosas nuevas mediante el contacto, la imitación y la convivencia con los demás niños.

• **Los glúcidos**. Los azúcares escondidos son demasiado importantes. El pan es necesario por la ración de glúcidos lentos, de almidón y de fibras que aporta, sobre todo si tenemos en cuenta que los niños son poco amantes de las verduras. El gusto, como ya hemos dicho, se formará progresivamente. ¿Qué niño aprecia las endibias, las espinacas y los puerros?

Entre los niños existen también, como entre los adultos, los grandes comedores y los pequeños comedores. Consumiendo una ración alimentaria tipo, unos engordan y otros adelgazan. El médico y los padres son los que tienen que establecer un régimen adecuado.

Desgraciadamente, todas estas recomendaciones se pierden debido al abuso de las golosinas en casa y, muy a menudo, lejos de la vigilancia familiar.

La alimentación del deportista

¿Cómo se evita el cansancio de un deportista aficionado?

La alimentación del deportista no se puede improvisar. En primer lugar, es necesario ponerse de acuerdo en el calificativo de deportista. No puede considerarse como tal y no tiene que sentirse afectado por una alimentación dirigida y controlada, la persona que practica una hora de tenis a la semana o camina durante una hora al día.

Los grandes atletas de competición internacional están controlados por especialistas. Y podemos incluso decir que, gracias a una alimentación extremadamente controlada y estudiada, se han alcanzado metas que nunca antes se habían logrado.

Pero entre estas dos situaciones, el que camina y el campeón, se sitúan aquellas personas que practican una disciplina deportiva de forma regular e incluso diaria por propio placer y para mantenerse en forma.

Todos ellos tendrían que seguir una dieta adecuada para evitar el cansancio y los accidentes. La comida tiene que tomarse por lo menos 3-4 horas antes de la competición porque el esfuerzo no tiene que realizarse en mitad de la digestión. La ración se tiene que repartir en 4 comidas. Tendrá que comportar 3.000-4.000 calorías: 55 % de glúcidos, 15 % de prótidos, 30 % de lípidos, sobre todo vegetales, y un litro y medio de agua.

Las comidas tienen que salarse normalmente. Es inútil añadir sal en los alimentos o tomar pastillas de sal: 5 gramos de sal alimentaria por día son suficientes.

¿Cuál es el régimen de entrenamiento para un deportista?

El entrenamiento necesita una dieta adecuada.

• **Desayuno**: una taza de café o de té ligero y azucarado, galletas o pan con mantequilla y mermelada, un plato de sopa de cereales o una loncha de jamón, o un pedazo de carne fría, o un huevo pasado por agua.

• **Comida**: verduras crudas con aceite y limón, 150 gramos de carne roja a la plancha o cocida con pasta o patatas, o arroz, 40-50 gramos de queso y una fruta.

• **Merienda**: una taza de té y una fruta.

• **Cena**: potaje, 150 gramos de pescado o dos huevos, 250 gramos de verduras hervidas o cocidas con 10 gramos de mantequilla, una porción de compota de frutas o un dulce (un flan, por ejemplo).

• **Bebida:** es necesaria para el esfuerzo, pero ¡cuidado!, la bebida azucarada tomada mucho tiempo antes del esfuerzo es un error. En efecto, el azúcar provoca una secreción de insulina, de ello se desprende una hipoglucemia que puede provocar cansancio. Al contrario, la bebida azucarada justo antes de un esfuerzo de poca duración será eficaz.

¿Cómo hay que recuperarse después del esfuerzo?

La recuperación varía según el individuo. Las recuperaciones que tienen lugar por la noche, en el frío glacial del invierno, e incluso en la nieve, o bajo un sol insoportable, en las atmósferas a menudo contaminadas de nuestras ciudades, están a merced de grandes problemas de descompensación después de un esfuerzo mal programado. Es urgente reconstituir las existencias de glicógeno mediante una alimentación rica en glúcidos. Es necesario beber bebidas azucaradas y gaseosas, muy mineralizadas, para luchar contra la acidosis constante después de un esfuerzo importante.

La ración de recuperación debería estar compuesta por un 60 % de glúcidos, zumo de frutas o potajes ligeramente más salados de lo normal; en cambio, la aportación de proteínas se tiene que disminuir. Un bistec aumentaría el nivel de ácido úrico y de urea.

De una vez por todas, es necesario desprenderse de esta creencia que transforma la carne en una fuente de energía y de fuerza. Respecto a las vitaminas, ningún estudio ha demostrado hasta aquí que un suplemento podía aumentar el rendimiento de los deportistas.

La alimentación de la mujer embarazada

Estoy embarazada, ¿tengo que modificar mi alimentación?

Muchas generaciones de mujeres embarazadas han oído decir siempre «¡es necesario comer por dos!», pero, en realidad, ¿qué es necesario comer?

Actualmente, esta fórmula ha perdido todo su valor. Pero si usted no quiere ver aparecer un exceso de peso difícil de eliminar después del parto, es útil y necesario seguir una dieta adaptada.

Este estado exige una aportación acentuada de proteínas, de calcio y de hierro, sin un aumento notable del nivel calórico. Se aconseja también la asociación de un régimen pobre en sodio, ligeramente sin sal, sobre todo al final del embarazo.

Para evitar el aumento de peso exagerado, el régimen tiene que controlarse. Pero un régimen hipocalórico demasiado severo, autoprescrito por mujeres que tienen miedo de engordar, tiene que evitarse, puesto que el niño puede sufrir.

Se aconseja una alimentación de 2.300-2.500 calorías y 100-120 gramos de proteínas al día. Utilizaremos para llegar a este nivel todos los alimentos que contienen proteínas: carne, pescado, huevos, leche y queso. Un aumento de la ración láctea es casi indispensable; cubrirá al mismo tiempo las necesidades en proteínas y en calcio. Los productos lácteos son más fáciles de consumir que una ración de carne aumentada. Es necesario utilizar leche desnatada en polvo. El suplemento de hierro es inútil, las necesidades se tienen que cubrir con menús variados compuestos de alimentos que contienen hierro. Es suficiente ser consciente de ello y controlarlo.

¿Cómo conviene alimentarse al final del embarazo?

Es en este momento, evidentemente, cuando el niño se vuelve más molesto. La futura madre no puede permitirse disminuir el nivel calórico de su ración de proteínas, de hierro y de calcio. Para conseguirlo tendrá que fraccionar su alimentación en seis o siete comidas.

Un consejo práctico: si se queda usted en casa haciendo reposo, debe colocar su ración diaria en una bandeja para no superarla.

Fraccionando su alimentación, se sentirá menos cansada, más alerta, menos molesta de lo que se sentiría con la digestión de tres comidas voluminosas.

Cuidado con «picar», muchas jóvenes mujeres se encuentran con 10 kilos de sobrepeso después del parto.

TIPO DE MENÚ PARA UNA MUJER EMBARAZADA

• Por la mañana:

— té ligero azucarado con 4-5 ciruelas remojadas en agua el día antes y sin azúcar;
— 50 gramos de pan con 5 gramos de mantequilla;
— una cucharada sopera de miel;
— 30 gramos de queso del tipo gouda holandés.

• A las 10 horas:

— un vaso de leche desnatada perfumada con achicoria (laxante).

• Al mediodía:

— 100 gramos de hortalizas crudas (zanahorias ralladas) con 10 gramos de aceite de oliva;
— 150 gramos de carne;
— 150 gramos de endibias cocidas con 10 gramos de mantequilla;
— una fruta fresca.

• Por la noche:

— 150 gramos de pescado con 50 gramos de arroz (pesado antes de la cocción);
— ensalada verde;
— un flan con caramelo.

¿Es posible evitar los vómitos del inicio del embarazo?

Si su médico no quiere darle medicamentos por las razones que sean, no le queda nada más que recurrir a la virtud dietética de las manzanas. No se quede con el estómago vacío, pero tampoco se lance sobre los dulces y las golosinas. La manzana, durante la mañana y durante la tarde, bien masticada, lentamente, como si fuera un enfermo que sufre trastornos digestivos, le ayudará a pasar por alto este malestar de los primeros meses.

Una alimentación adaptada
a la conducción automovilística

¿Cuáles son los errores alimentarios que se tienen que evitar?

Parece que todo esté ya dicho sobre la forma de alimentarse cuando se conduce. Nos preguntamos entonces si es útil hablar de estos errores alimentarios e, incluso, si es útil escribir sobre este tema.

Sin embargo, los accidentes debidos a excesos de todo tipo (desde el consumo de alcohol hasta los accidentes provocados por el hecho de sujetar con la mano un bocadillo) son tan frecuentes que nos parece indispensable hablar de nuevo sobre ello.

Los errores alimentarios son tan flagrantes que vamos a revisarlos todos.

Nada de comidas pesadas. Las patatas fritas y el bistec con media botella de vino es demasiado, sobre todo si usted añade después un dulce: las comidas pesadas provocan somnolencia, lo que puede ser fatal al volante. ¿Cuántos conductores se duermen al volante a causa del cansancio del viaje, de la partida matinal y de la monotonía de la autopista?

Tampoco son buenas las comidas ligeras. Es necesario evitar conducir con el estómago vacío, los riesgos de hipoglucemia aparecen al final de la mañana o por la noche. Hay que fraccionar las comidas y detenerse para comer. Se debe preparar un paquete de galletas, chocolate, dos o tres trozos de salchichón.

Conviene detenerse para beber: zumos de fruta, agua sin gas... Usted está sentado durante horas y el gas dilata el estómago y provoca malestares. Se recomienda el café ligero y el té.

Finalmente, es necesario saber que el 85 % de los accidentes llegan cuando el conductor lleva más de 1 gramo de alcohol en la sangre.

¿Cuál es el menú tipo de un conductor?

Presentamos a continuación un menú tipo para un conductor que sale de su casa hacia las 7 de la mañana y llega a su destino a las 18 horas.

• **Desayuno**: un zumo de frutas, una taza de café o de té, un huevo pasado por agua o 50 gramos de queso o una loncha de jamón, 50 gramos de pan con 15 gramos de mantequilla, miel o mermelada.

• **A las 10 horas**: parada de descanso con té azucarado y dos galletas.

• **Comida**: verduras crudas, 120 gramos de carne a la parrilla, 200 gramos de verduras cocidas, una fruta.

• **A las 16 horas**: un zumo de frutas, 50 gramos de chocolate negro, una o dos galletas.

• **Cena**: tiene que ser más sustancial antes del descanso nocturno: media botella de vino o media botella de cerveza se admiten. El resto según sus costumbres alimentarias.

Finalmente, nada le impide comer, mientras conduce, aceitunas, frutos secos o frutas (albaricoques, por ejemplo, que le aportarán potasio y vitaminas).

¿Qué precauciones es necesario tomar en relación con los medicamentos?

De todos es sabido que si se toman pastillas para dormir, por una depresión reciente, o un calmante, sea el que sea, la regla esencial es que el alcohol está prohibido, ya que aumenta el efecto de las drogas.

Soy diabético, ¿existe un consejo particular más allá de mi régimen y de mi tratamiento?

Si su diabetes es debida a su exceso de peso y usted controla su alimentación para perderlo, es suficiente con continuar su régimen llevando siempre a mano algo para «picar» (fruta, por ejemplo) y, sobre todo, beber agua de forma regular. Si usted toma insulina, sería deseable, siguiendo el consejo médico, reducir la dosis de insulina durante el viaje y aumentar la cantidad de glúcidos. Cada 2 horas, debe tomar un pequeño tentempié que contenga aproximadamente 20 gramos de glúcidos. El diabético tiene que llevar siempre consigo, también en el coche, azúcar o galletas.

Algunas modas alimentarias particulares

¿Qué podemos pensar del régimen vegetariano?

La persona vegetariana se alimenta con cereales, verduras y frutas, a los que añade, excluyendo cualquier tipo de carne y de pescado, productos animales como la leche y sus derivados (el queso, la nata, la mantequilla), pero también miel y huevos. No debemos confundirlo con el vegetalista, mucho más raro y mucho más estricto, pues no admite los subproductos animales. Algunos todavía más severos sólo se alimentan de frutas y reciben el nombre de frugívoros. Respecto a los crudívoros, comen de todo a condición de que esté crudo.

Existen numerosos vegetarianos en el mundo, sin distinción de país ni de clase social. Se trata de una moda alimentaria milenaria transmitida por tradición y basada en algunas filosofías y religiones.

Este tipo de régimen no se puede improvisar. No se decide de la noche a la mañana convertirse en vegetariano. Cambiar de régimen alimentario comporta una cierta reflexión y una toma de conciencia, a menudo familiar, puesto que los niños están afectados.

De hecho, se trata más bien de una técnica alimentaria que no de un régimen propiamente dicho. Los cereales asociados a las leguminosas son la base de este régimen para que la calidad de las proteínas sea respetada. Su asociación es esencial.

Las proteínas animales, que comportan los aminoácidos de la leche y los huevos, tienen que estar presentes en el menú diario. A condición de no exagerar la cantidad de verduras y de frutas, se trata de una alimentación que debería practicarse al menos un día a la semana, pues comemos demasiada carne y, sobre todo, demasiadas materias grasas.

Actualmente, el consumo de carne parece que está disminuyendo por la presión de los acontecimientos exteriores desoladores.

Para un individuo que goza de buena salud no existen las contraindicaciones, sólo precauciones que tomar. Es indispensable empezar de forma progresiva para no introducir brutalmente en sus intestinos una cantidad demasiado grande de celulosa y de fibras. También es indispensable informarse y no inventarse nada. Algunas reglas tienen que observarse si no queremos encontrarnos ante carencias más o menos graves, sobre todo, de hierro, el de la carne se asimila mejor que el de los vegetales.

Es necesario estar atentos, practicar por lo menos una vez al año una dosificación de las proteínas y del hierro, pues la malnutrición acecha al aficionado a las verduras y a las novedades si está poco atento y es despreocupado.

¿Qué es la macrobiótica?

Se trata de una moda alimentaria que nos llega del Japón y que es el producto de las reflexiones de un único hombre, Oshawa.

La palabra *macrobiótica* es un término nuevo, forjado a partir del radical *macro*, que significa «grande», y de *bio*, que significa «vida». Su significado es, por lo tanto, «la larga vida». El promotor de este régimen ha añadido a ideas personales de una ingenuidad increíble algunas directrices dietéticas absurdas e incluso peligrosas.

Los adeptos a este tipo de alimentación reciben el nombre de *macrobióticos*.

Es necesario decir que esta moda alimentaria es poco conveniente para nuestros organismos occidentales. El cambio brusco es lo que aumenta siempre el peligro. La macrobiótica está inspirada en el zen. Se trata de una técnica alimentaria de los monjes budistas con las cabezas rapadas, con bonitos trajes azafranados. Están determinados ancestralmente por su filosofía, de la misma forma que ocurre con las órdenes monásticas contemplativas occidentales.

Es necesario saber que el zen macrobiótico, que une la filosofía y la macrobiótica, suprime la bebida y proclama una alimentación muy salada, que carece de vitaminas, proteínas y oligoelementos, lo que puede provocar consecuencias muy graves para un adepto *integrista*.

¿Ayunar puede ser beneficioso?

El ayuno es la abstinencia de alimentos. Puede ser total o parcial. En el ayuno total, no se come nada pero se bebe: agua o infusiones calientes y a veces incluso azucaradas.

Existen varias formas de llevar a cabo un ayuno parcial. Puede ser una fórmula a la que uno se acostumbre fácilmente y que se convierta en una jornada de belleza y salud. Una jornada de ayuno hace perder entre 300 y 400 gramos y elimina las toxinas, frena el ritmo cardiaco, aporta una ligera hipotermia y reduce el tiempo de coagulación. Pero cuidado, el ayuno intempestivo y sin vigilancia no debe prolongarse. El ayuno, postulado por la mayoría de las religiones, es un excelente medio para evitar los abusos, las costumbres y las falsas necesidades alimentarias.

Presentamos a continuación una semidieta que se puede hacer dos veces al año, en la primavera y en otoño, por ejemplo. Se puede practicar 2 días seguidos:

— alimentación semilíquida con infusiones de tomillo, romero, té ligero a las 7, a las 11, a las 18 y a las 22 horas. Las infusiones se enriquecerán con miel y con una rodaja de limón;
— al mediodía, una fruta o un puré de cereales;
— a las 16 horas un yogur;
— por la noche, una sopa de verduras o un plato de puré de cereales.

Para la preparación del puré se necesita harina de cereales y agua. Se vierte en un cazo dos partes de agua por una de harina; se mezcla lentamente y se cuece durante 4-5 minutos. Se puede añadir una cucharada de aceite de oliva o una de miel y, eventualmente, algunas almendras crudas o en crema.

TERCERA PARTE
LA DIETA TERAPÉUTICA

Generalidades acerca de la dieta terapéutica

¿Es necesaria una dieta terapéutica?

Comer mal es una expresión que evoca una sencilla constatación: en los países occidentales los individuos son, por decirlo de alguna forma, víctimas de lo que consideran como su bienestar y de lo que los demás llaman civilización o sociedad de consumo. Para estos sobrealimentados se debería hablar de sociedad de sobre-consumo. La sobrecarga alimentaria se traduce, de entrada, en obesidad cuando el aporte alimentario está mal equilibrado y el balance energético se ve trastornado.

A esta sobrecarga ponderada, sea cual sea la intensidad, se asocian anomalías en el funcionamiento de los distintos metabolismos glucídicos y lipídicos, creando enfermedades *secretas* que sólo el laboratorio pone en evidencia: la diabetes, la hipertensión, las hiperlipidemias.

Todas estas afecciones degenerativas, provocadas por una alimentación errónea, pueden curarse a través de una dieta especializada. Esto es posible antes de que aparezcan lesiones graves, a menudo irreversibles, para las cuales se hacen necesarias intervenciones quirúrgicas, como las enfermedades cardiovasculares, principalmente.

El tratamiento se basará esencialmente en las modificaciones de la ración alimentaria, con aplicación específica a cada una de las enfermedades y a cada paciente. El comportamiento y el régimen alimentario se tendrán que precisar.

¿Cómo hay que comportarse para seguir una dieta?

Se cree que en uno de cada cuatro hogares hay un miembro de la familia que sigue una alimentación dirigida. Seguir un régimen no significa a la fuerza comer soso y de forma monótona. El régimen tiene que ser compatible con los placeres de la mesa.

Presentamos a continuación algunos consejos generales destinados a evitar los errores más comunes.

Un régimen sólo es válido en la medida en que se respeta de forma escrupulosa. Por ejemplo, basta suprimir de los menús de un cardiaco edematoso las zanahorias, el pan, la mermelada, la remolacha cocida y todos los alimentos que no parecen salados, para que se fundan los edemas.

Un régimen tiene que ser personalizado y nunca se debe establecer de forma arbitraria, sin exámenes previos, ya que la privación de un grupo de nutrientes puede provocar trastornos graves. Por ejemplo, la ausencia de lípidos durante un periodo prolongado puede ser la causa de amenorrea (desaparición de la regla, que tardará un poco en volver).

Nunca debemos decidir por nosotros mismos la imposición de un régimen determinado; de ello podrían derivarse graves problemas.

Por ejemplo, si usted tiene diez kilos de más y decide perderlos sin consultar con un médico y sin examen de laboratorio, pero sin saberlo usted sufre de diabetes, la cura de adelgazamiento tendrá que comportar algunas precauciones indispensables.

La obesidad

Definir la obesidad

¿Cuándo se puede hablar de obesidad?

Es erróneo hablar de la obesidad como de una enfermedad. Se trata de un síndrome, es decir, de un conjunto de síntomas de causas muy diversas cuyas consecuencias a nivel físico y psicológico trastornan la vida de los seres humanos que se ven afectados por él. En muchas mujeres, sobre todo, la cuestión del peso toma un aspecto verdaderamente obsesivo.

La persona que tiene 3-4 kilos de más no puede corresponder a esta definición, aunque ese excedente ponderal pueda considerarse al mismo tiempo un obstáculo para su bienestar, su salud y su estética.

Sin embargo, de todos es conocido que un exceso de peso relativamente modesto evoluciona la mayoría de las veces hacia un límite que no se debe atravesar si no se quiere caer en la obesidad. Por desgracia, este límite se supera ampliamente más rápido de lo que se cree.

Se transforma en ese momento, por lo tanto, en un problema social, personal y médico.

¿La obesidad es hereditaria?

Todo el mundo conoce familias de gordos. Se cree que un niño que nace de una pareja de gordos podría tener cuatro posibilidades entre cinco de convertirse en obeso. Pero es necesario tener en cuenta también a los abuelos. Si uno de los padres es obeso, existe una posibilidad entre tres. Algunos estadistas añaden en la nomenclatura a los tíos y a las tías. Esta última consideración me parece que es ir demasiado lejos, puesto que todas las familias albergan algún caso de obesidad si se busca bien.

Sin embargo, las obesidades auténticamente transmitidas por los genes son difícilmente evidenciadas en los humanos. En cambio, se ha comprobado en los animales, en los ratones en particular.

Existe quizás una obesidad hereditaria, pero lo que sí existe con certeza es una obesidad familiar.

El hecho que más preocupa a los genetistas que se han centrado en la obesidad está representado por esta desigualdad ante el aporte calórico de la ración:

algunos engordan con 2.000 calorías e incluso menos, otros pueden comer tanto como quieran sin engordar ni un kilo.

Parece ser que existe un gen de ahorro que facilita la formación de tejido adiposo o un gen que hace quemar de forma distinta los alimentos ingeridos.

¿Cuál es la responsabilidad de la psique en el aumento de peso?

Dicho de otra forma, ¿es posible engordar sin polifagia? El límite es muy delicado de atravesar. Nos movemos por una interfaz, recuperando una palabra de moda.

¿Qué responsabilidad tienen los problemas? El aburrimiento, la tristeza, el hecho de sentirse mal con uno mismo pueden provocar bulimia y picar sin parar.

¿Es posible engordar sin comer?

La mayoría de los nutricionistas dudan sobre esa posibilidad: para ellos no es posible engordar sin que exista un excedente calórico. Sin embargo, los psiquiatras no comparten del todo esa opinión.

Yo intenté curar a una joven que había sido víctima de un accidente de moto. Su novio había muerto en él. Ella había salido indemne. Pero en pocas semanas había engordado varios kilos, localizados en las caderas y en las piernas. La parte superior de su cuerpo había permanecido casi idéntico a su aspecto precedente. Casi se había deformado y, evidentemente, tenía la moral deshecha.

Repito: *intenté* ayudarla, puesto que estos casos se sitúan entre los más difíciles de curar. Si quisiéramos extendernos sobre estos casos psíquicos, podríamos citar a algunas mujeres que se esconden detrás de un exceso de peso más o menos voluntariamente provocado, tanto para esconder una feminidad que se avergüenzan de asumir, como para darse aires de importancia, mientras desempeñan un papel masculino en una profesión de responsabilidad. Pero, también en este caso, ¿qué parte de responsabilidad tiene el entorno y qué parte la psique?

Todos estos estados patológicos en relación con la alimentación son tan complicados que es difícil separarlos de forma definitiva.

¿Cuáles son los peligros de ser gordo?

La obesidad es el enemigo de los países industrializados de la misma manera que la malnutrición es el del tercer mundo.

Se sabe que un sobrepeso puede reducir la vida. Se ha realizado un baremo para los actuarios de las compañías de seguros. Cuando el sobrepeso se sitúa en un 25-50 %, la mortalidad es realmente importante.

El gracioso, aquel para el cual ser gordo representa una cierta alegría de vivir, no se plantea el peligro que representa su exceso de peso. No cree mucho en las «pamplinas de los severos médicos». Sus rodillas doloridas, que le hacen descender las escaleras medio encogido, sus jornadas entre la cama y el sofá se tratan bien, según él, con los antiinflamatorios que forman parte de su desayuno. Además, añade a su desayuno la última pastilla antihipertensión de moda.

El análisis del laboratorio señala niveles sanguíneos trastornados: demasiado de *todo*. Nos encontramos en el límite del diabético graso, muy pronto tratado por los hipoglucemiantes.

El peligro más banal, el más frecuente, está constituido por las enfermedades osteoarticulares; el más grave, por las enfermedades cardiovasculares y la diabetes. Si el paciente se ahoga, si renuncia a subir las escaleras, si las sube con muchas dificultades, si le molesta caminar contra el viento, es indispensable que se trate rápidamente.

Afortunadamente, la mayoría de las peligrosas complicaciones que acompañan a este tipo de sobrepeso desaparecen al mismo tiempo que el excedente ponderal. Incluso la insuficiencia cardiaca con cianosis y la diabetes pueden desaparecer con la cura dietética.

¿Cuál es la relación entre la altura y el peso?

Los hombres se plantean menos esta pregunta. Suelen ser las mujeres las que buscan los cánones de belleza física y desean acercarse al modelo ideal. Desgraciadamente no existen las normas, sólo los deseos, las tablas y los cálculos de anchura, peso y talla en los que los inquietos intentarán encontrarse. Las compañías de seguros son los organismos que solicitan este tipo de baremos. El médico, por su parte, no se preocupa de eso. Juzga a simple vista a su enfermo y ante él no se referirá nunca a ese tipo de tablas.

Para los aficionados, esta es la ecuación que más se admite:

$$\text{peso teórico en kilos} = (\text{altura en cm} - 100) - \left(\frac{\text{altura en cm} - 150}{4} \right)$$

Es decir, que si el paciente mide 1,70, su peso teórico será:

$$[(170 - 100 = 70) - \left(\frac{170 - 150}{4} = 5 \right)] = 65 \text{ kilos}$$

Existen otras fórmulas pero no nos interesan. Lo que nos conviene retener es que el peso ideal no es el mismo, por ejemplo, para un americano proveniente del norte de Europa que para un americano de origen español.

En efecto, aunque el peso depende de la altura, otros numerosos factores se tienen que tener en cuenta. Los individuos nacen de una familia de longilíneos o, al contrario, de achaparrados.

¿Es posible adelgazar rápidamente sin problemas?

«Me gustaría adelgazar 10 kilos antes de las vacaciones, ya no me soporto. Me voy dentro de 15 días».

Explicar lo que es posible, a veces indispensable, y lo que es inútil obtener sin provocar graves problemas es una tarea que corresponde al médico. El ansioso y el estadístico se encuentran muy lejos de los argumentos del terapeuta que, con gran habilidad y a través del diálogo, tiene que lograr que su paciente entienda lo que le conviene personalmente. Sería tan erróneo centrarse sólo en su visión como refugiarse en la abstención terapéutica. El peso ideal para un determinado individuo que está decidido a dejarse curar es el que se obtiene a partir del diálogo confiado con su especialista. Y no aquel con el que el paciente sueña al entrar en la consulta del médico. Sólo el médico posee ciertas técnicas de adelgazamiento rápido que se practican en clínicas bajo control permanente y que no se dejan nunca a juicio del paciente. Por otro lado, esta cura de adelgazamiento sólo se utiliza en algunos casos muy precisos y nunca en un ambulatorio.

Decidir adelgazar

¿Cuál es el mejor régimen para adelgazar?

El régimen más interesante será el que se pueda seguir durante largo tiempo, pues estará muy equilibrado en todos los nutrientes indispensables.

Es importante añadir que no debemos dejarnos llevar por soluciones fáciles y rápidas. Algunos regímenes que aparecen de forma periódica y que tienen gran éxito durante un cierto tiempo se abandonan rápidamente, pues es imposible seguirlos durante largo tiempo.

Se pueden citar los regímenes que dan prioridad a las grasas, que eliminan totalmente los glúcidos, entre ellos las frutas y el pan, o los que, al contrario, utilizan un único alimento (los plátanos, la piña), y no quiero hablar de las alimentaciones más sorprendentes inventadas por la imaginación de algún gurú de moda.

El régimen más interesante será personal y no será tampoco el que le habrá pasado una persona compañera de trabajo con el que ella habrá perdido 3 kilos cuando en cambio usted tiene que perder 20.

El régimen más eficaz será el que usted haya aceptado en su cabeza; de su determinación a adelgazar depende el éxito de su adelgazamiento. La paciencia y la perseverancia no se compran en la farmacia. Y si adelgazar es para usted un imperativo absoluto, intente encontrar en esta aventura, que vista desde algunos ángulos no carece de encanto, el interés de reencontrarse con una nueva personalidad. Para persuadirse de ello, mire a su alrededor algunos modelos que lo hayan conseguido. Nada es imposible en este ámbito.

¿Qué es un régimen de bajas calorías?

Para el médico este tipo de régimen no existe. La caloría tiene su valor intrínseco, ni baja ni alta. Sólo existen regímenes con calorías contadas.

Esto puede ir bien para un régimen adelgazante, en algunos casos precisos, de 500-1.500. Más allá se llega a un tipo de alimentación que puede ser conveniente para un gran número de individuos. No existen los regímenes hipocalóricos estándar. Cada obeso tiene que mantener un nivel calórico calculado sólo para él. Tiene que tener en cuenta numerosos factores y, en primer lugar, sus gustos personales.

Cualquier hoja dactilografiada recuperada por un enfermo inquieto que sólo lee lo que le han prohibido representa el primer paso hacia un fracaso.

• El peso soñado no corresponde siempre con su peso ideal. Tiene que escuchar a su médico.

• No salte tres o cuatro veces al día sobre la báscula. Destierre su obsesión por pesarse.

• Durante el periodo de adelgazamiento tiene que pesarse cada 15 días solamente, siempre sobre la misma báscula, a ser posible a la misma hora, preferentemente por la mañana después de lavarse y sin ropa.

• Durante el periodo de estabilización, tiene que pesarse cada 2-3 días durante tantos meses como kilos ha perdido: durante 10 meses si ha perdido 10 kilos.

• En el momento que usted detecte que ha ganado 1 kilo, debe volver a ponerse a régimen y pesarse cada 15 días.

Un paciente que pesa 90 kilos y cuya forma de nutrirse se sitúa en torno a las 4.000 calorías adelgazará (si mantiene el régimen) muy rápidamente con 2.000 calorías.

Al contrario, la joven que pesa 70 kilos y mide 1,50 metros, y que desde hace 10 años no supera las 1.200 calorías sin perder un kilo, engordará con el mismo nivel calórico (es decir, 2.000 calorías).

Este régimen hipocalórico tiene que ser construido según algunas normas. Todos los nutrientes tienen que estar presentes. Es demasiado restrictivo y conduce a la carencia si tiene que seguirse durante mucho tiempo. La persona que se elabora su régimen después de alguna lectura edificante se arriesga a fracasar y a sufrir carencias. La improvisación es una mala consejera.

La autoprescripción se tiene que evitar.

¿Cómo hay que actuar?

Hay que tener en cuenta las siguientes recomendaciones:

— fraccionar la alimentación con la misma cantidad de calorías en tres comidas por día (tres comidas adelgazan más que una única comida);
— no saltarse las comidas;
— comer lentamente y con tranquilidad masticando largo tiempo (la saciedad proviene del tiempo que dedicamos a comer);
— no picar alimentos azucarados (en caso de sentir hambre, algunos aconsejan comerse un huevo duro, pero 50 gramos de pan se pueden aceptar);
— antes de la comida es necesario prepararse la bandeja personal, por lo menos al principio del régimen;
— justo después de la comida, retirar de la mesa el plato y los restos de comida;
— después de haber establecido la porción correspondiente no volver a servirse;
— comer, a ser posible, a horas fijas;

— en la mitad de la comida, realizar un pausa de algunos minutos;
— conservar el mínimo posible de comida en casa;
— empezar la comida con una ensalada variada aliñada preferentemente con nata líquida, que contiene un 30 % menos de calorías que el aceite;
— antes de salir de compras, decidir lo que se quiere comprar y restringirse a ello;
— realizar la compra cuando no se tiene hambre para no dejarse tentar;
— en el restaurante, no quedarse encantado mirando los carros con los entrantes y los postres, y no alargarse con el menú;
— evitar comer fuera de casa las primeras semanas si se tienen que perder muchos kilos;
— comer frutas y tachar los dulces de sus menús;
— tomar el café y el té sin azúcar;
— desconfiar de las salsas porque las calorías aumentan enseguida en esos platos;
— dar prioridad a las calorías glucídicas sobre algunas calorías lipídicas en la cocina;
— eliminar cuidadosamente la grasa de la carne y del jamón;
— mantenerse fiel a la leche desnatada que, al no contener prácticamente calorías lipídicas, sólo representa la mitad del valor energético de la leche entera;
— finalmente, eliminar la mantequilla de su mesa.

¿Cuál es el tipo de menú que se aconseja?

Presentamos, a continuación, una dieta que no comporta grandes sutilezas. Es fácil de seguir y se soporta bien, sin grandes esfuerzos. Basta no realizar trabajos demasiado pesados y grandes esfuerzos deportivos, poco recomendados en tales circunstancias.

BEBER BIEN

• Beber 1 litro de agua poco mineralizada al día.

• Beber 1-2 horas antes y después de las comidas.

• Tomar un infusión ligeramente diurética antes de acostarse.

• Nada de alcohol, porque engorda y estimula el apetito. El aperitivo será un vaso de agua; el zumo de frutas no es aconsejable.

• No tomar varias veces al día café o té, aunque no están prohibidos.

• Beber poco durante las comidas. Pero la abstinencia completa es inútil.

Estas técnicas alimentarias pensadas para un tratamiento de la obesidad aparecen de forma continua en las revistas y en los periódicos. Es necesario creer que estos consejos son desde hace muchos años poco seguidos, puesto que los problemas de peso son el inicio de una patología que se repite siempre.

• **Por la mañana**: té, café o infusión sin azúcar, con un huevo pasado por agua o duro, o 30-40 gramos de jamón, o gouda holandés, o 2 cucharadas de leche desnatada en polvo, o dos yogures naturales de 0-20 % de contenido en materia grasa.

• **Al mediodía y por la noche**: el mismo tipo de menú cambiando las verduras, la carne y las frutas:

— 150 gramos de carne asada, a la plancha o hervida;
— o 200 gramos de pescado hervido o en *papillote* en papel de aluminio, o dos huevos si no ha comido ninguno por la mañana;
— 300 gramos de hortalizas cocidas o crudas o una fruta.

Se pueden añadir 50 gramos de pan integral en cada comida. Por la noche, una parte de las verduras se puede consumir en potaje con alguna patata.

•**Bebidas**: agua en cantidades razonables. Es inútil pasearse con la botella.

¿Cómo se combinan las legumbres?

Todas las plantas aromáticas están permitidas para animar los menús. Prepare una salsa dietética antes de empezar.
Coma con poca sal, pero no sin ella, porque eso le haría perder toda la atracción por los alimentos.

PLANTAS AROMÁTICAS PARA UN RÉGIMEN SIN SAL	
Plantas aromáticas	*Utilización*
Perejil, perifollo, estragón	Crudos, triturados sobre los alimentos o cocidos en medias salsas. Para saborear tortillas, verduras o fritos
Tomillo, laurel, serpol	Para aromatizar platos con salsa y ternera braseada
Hinojo	Para aromatizar platos de pescado o ensaladas
Enebro	Estas pequeñas bayas dan sabor a las salsas
Alcaparra	Condimentos confitados en vinagre
Cebolla, ajo chalote, cebolleta, algalia	Para múltiples preparaciones culinarias
Mostaza	En este tipo de régimen, se utiliza sólo la mostaza sin sodio
Vainilla	En los entremeses dulces
Anís	Sobre todo en los dulces y en los pasteles
Comino	Con el queso de Munster o para la pastelería

¿Qué menú escoger en un restaurante?

Presentamos a continuación un menú tipo:

— un plato de verduras aliñadas en crudo;
— rodaballo escalfado o lenguado asado, o bistec a las finas hierbas, o seis ostras con vinagre y ajo chalote o limón, sin canapés con mantequilla evidentemente, pero eventualmente tres o cuatro rebanadas de pan de centeno;
— judías verdes o ensalada;
— piña fresca, o fresas, o frambuesas.

En el comedor o en el restaurante de la empresa al mediodía, es muy raro que no se ofrezcan verduras aliñadas en crudo, carne asada o jamón y frutas.

¿Cuál es el interés de las comidas adelgazantes de la farmacia?

El ámbito de la dieta de la obesidad se ha convertido en un objetivo comercial tan grande que el médico tiene que estar muy atento a los productos destinados a adelgazar.

Existe una gran cantidad de productos llamados adelgazantes: galletas, zumos y composiciones de todo tipo, inventados para tentar a los pacientes siempre crédulos, que intentan escapar a una alimentación dirigida.

Incluso los yogures no se escapan a esta incitación ni a la evocación adelgazante. La etiqueta *silhouette* o *sveltesse* no deja precisamente indiferente.

Sin embargo, tampoco hay que rechazar todos estos productos en bloque. Y si no se abusa, algunas especialidades cuyos componentes han sido pensados y estudiados con cuidado son muy eficaces para provocar parcial y momentáneamente una pérdida de peso.

Pueden sustituir a una comida; las mujeres, sobre todo, se sienten atraídas por esta práctica técnica que pueden utilizar en el despacho en lugar de una comida normal. Desde que la vigilancia se ha establecido entre los fabricantes, el nivel protídico, de vitaminas y de sales minerales sigue las consignas de la ley. Ya no se encuentran productos que provocan carencias siempre y cuando se utilicen por un periodo de tiempo corto.

¿Qué conviene pensar de las promesas maravillosas de los anuncios?

Son engañabobos. Desde hace poco están controlados por la ley, que castiga la publicidad engañosa. Sin embargo, se encuentran siempre en las revistas femeninas y en los buzones. Todos ellos hablan sobre la rapidez de los resultados, aprovechándose de la conocida psicología del obeso que se cansa rápidamente del régimen: «¡10 kilos en 15 días! ¡Sin régimen!»

El espejismo es a menudo más creíble que la propuesta del médico. Y aunque esto fuera cierto, ¿quién llegaría hasta el final de los 15 días?

El enfermo estaría agotado, abandonaría cualquier tratamiento y, desde luego, engordaría rápidamente.

Controlarse después del régimen

¿Cómo es posible no volver a engordar y estabilizarse?

Esta es la pregunta más importante. Es necesario practicar lo que llamamos la realimentación por niveles después de la cura de adelgazamiento. Su régimen le ha llevado a su peso fisiológico. Para permitirle variar su alimentación, le presentamos una lista de alimentos que aportan cada uno 200 calorías que tendrá que añadir progresivamente a su régimen controlando siempre la balanza.

De esta forma, la dieta se ampliará de forma distinta según cada paciente, nunca brutalmente sino siguiendo niveles sucesivos durante los cuales será preferible permanecer en el peso ya adquirido. En efecto, si vuelve a las viejas costumbres alimentarias, si come rápido y cualquier cosa, engordará muy rápidamente.

Por distintas razones, las personas que deciden perder 10-12 kilos, a veces más, tienen que tomar su decisión con conocimiento de causa.

El tiempo que se necesitará para llegar al final no es importante, basta llegar con buena salud y, a ser posible, para siempre.

Lista de los alimentos que aportan 200 calorías:

— 100 gramos de carne;
— 50 gramos de charcutería o de salchicha;
— 50 gramos de queso;
— 350 mililitros de leche entera;
— 200 gramos de patatas, arroz, pasta, sémola, alcuzcuz cocido (o 50 gramos para el producto seco);
— 50 gramos de legumbres pesadas en crudo;
— 80 gramos de pan o 5 galletas;
— 2 cucharadas soperas de aceite;
— 25 gramos de mantequilla;
— 2 huevos cocidos en 10 gramos de mantequilla;
— 2 cucharadas de salsa o de jugo del asado.

Para controlar el peso de la mantequilla es posible comprar los paquetes pequeños que lo llevan apuntado (14 gramos).

¿A qué se llama el *fenómeno de rebote*?

Cuando un paciente ha seguido un régimen muy severo, durante un periodo demasiado largo, con una alimentación con más o menos carencias, puede suceder que la recuperación de peso inicial sea tan importante que el peso anterior se supere, como si rebotase, como si el organismo se rebelara por el hecho de haber sido tratado mal.

Fue una reacción extremadamente frecuente en la época de posguerra cuando, ante el más mínimo exceso de peso, los especialistas de la época hacían intervenir toda la artillería existente. Los diuréticos y los extractos tiroideos eran, según ellos, los culpables de todos estos trastornos.

Sin embargo, aunque nadie trataría actualmente a un obeso con este tipo de medicamentos, el efecto rebote existe todavía sin que se sepa realmente por qué. Las hormonas son las principales causantes de ese fenómeno.

Buscar ayuda

¿El deporte hace adelgazar?

Esta es la eterna pregunta. Quedan todavía algunos defensores del sí, pero los demás afirman: «El deporte no ha hecho nunca adelgazar a nadie». Las dos versiones tienen razón y se equivocan al mismo tiempo.

Para el obeso, el ejercicio físico está muy recomendado. La contracción muscular contribuye a fundir la grasa. Cuanto más importante es el esfuerzo, cuanto más dura, más eficaz es. Pero el obeso se opone a menudo a cualquier forma de deporte. Es necesario prestar atención: no se debe hacer ningún exceso cuando se tienen kilos de más. Caminar es el primer ejercicio que se tendrá que realizar para ir aumentando de forma progresiva la práctica deportiva. Una media hora de marcha en un lugar aireado y con ropa adecuada será muy benéfico. Caminar no es correr o hacer *jogging*, dos ejercicios totalmente contraindicados. Todos los deportes demasiado violentos se tienen que prohibir.

El entrenamiento diario favorece la respiración y aumenta el trabajo del corazón. Subir escaleras conlleva un desgaste puntual, bajarlas suaviza las articulaciones que sufren. Subir dos o tres pisos al día y dejar el coche en el garaje forma parte de esas recomendaciones médicas que se siguen tan poco. Sin embargo, si se realizan durante todo el año, no son tan inútiles como parecen.

¿Cuál es el interés de la gimnasia?

El exceso de peso no facilita la agilidad. La persona que engorda se ve progresivamente paralizada en algunos movimientos. La gimnasia, tan poco atractiva, se convierte rápidamente en algo indispensable a medida que los kilos se funden. Ejercicios sencillos y diarios reeducarán los músculos adormecidos bajo el tejido adiposo.

El obeso recuperará de esta forma la confianza en su cuerpo, que no le parecerá ya un enemigo que alimenta con caramelos o alcohol como si su intención fuera torturarlo diariamente.

¿Cuál es la importancia de los masajes en la pérdida de peso?

Tenemos un único cuerpo para toda la vida; es único y no es intercambiable.

Cada uno de nosotros lleva en su cabeza, forjada con el paso de los años, una cierta visión de sí mismo profundamente enraizada en el inconsciente. De ahí provienen los complejos, los miedos o, al contrario, una agradable sensación.

Existe un medio para el médico de relacionarse con su enfermo: pedirle que realice un sencillo esquema de su propio cuerpo. Este dibujo, en el obeso, reserva sorpresas al terapeuta: unos se ven como una bola sin brazos ni piernas, otros se dibujan como un tubo digestivo, otros incluso dibujarán sólo su cabeza, olvidándose completamente del resto de su cuerpo. Se trata de la psique contra el soma, el peor de los conflictos. De estos estados, nacen situaciones conflictivas, provocadas por la sociedad en la que vivimos, alimentados por la prensa y por la publicidad, que hacen tambalear, como un tapón en el agua, a aquellos que no colocan de forma muy equilibrada los pies sobre el suelo. Cada vez son más los pacientes que rechazan su cuerpo y que ocupan nuestras consultas. Se trata del famoso *racismo antigordos*.

Si usted conoce algún quinesiterapeuta, una serie de masajes le ayudarán a tomar confianza en usted mismo. Le ayudarán a reeducar las articulaciones que, en los casos de grandes obesidades, están obstruidas por los paquetes de tejidos adiposos. Pero es necesario saber que los masajes, por muy perfectos que sean, no ayudan a adelgazar. Su papel es otro muy distinto y además muy interesante.

Las dislipemias (colesterol y triglicéridos)

¿Cuál es la relación entre las grasas de la sangre y las enfermedades cardiovasculares?

El aumento de los niveles de lípidos en la sangre es el causante de una enfermedad a veces grave: la arteriosclerosis o ateromatosis. Se manifiesta con trastornos cardiovasculares y puede aparecer en personas de cualquier edad.

Se trata de una enfermedad de evolución lenta. La mayoría de los enfermos actuales tienen 50-60 años y comen desde hace demasiado tiempo unos alimentos muy ricos en grasas. El aumento de los niveles de lípidos en la sangre ha dado lugar a trabajos y a estudios muy complejos y a una clasificación conocida por todos los especialistas: la clasificación de Frederikson. Es necesario un diagnóstico preciso para adoptar un tratamiento adecuado a cada caso.

Sin embargo, incluso en este ámbito tan explorado, objeto de innumerables trabajos en todo el mundo, nuestros conocimientos no son perfectos y los resultados tienen que interpretarse con prudencia.

Una cosa es cierta: si los niveles de lípidos son demasiado elevados, es necesario hacerlos descender y, para simplificar, se puede decir que las grasas de la sangre corresponden a las dosis de colesterol y de triglicéridos. Esta afección, que parece aumentar con la edad y que muchos pacientes acaban por considerar como una perspectiva inexorable de la vejez, se encuentra también en niños pequeños. Forma parte del grupo de afecciones familiares graves de origen genético. Se trata, afortunadamente, de casos raros.

¿Por qué es importante que el nivel de colesterol se encuentre dentro de la norma?

Es necesario saber que la ateromatosis es responsable de un 45-50 % de las muertes en los países occidentales. Es importante que tomemos consciencia de la gravedad de esta situación, sobre todo porque es posible ponerle remedio tomando algunas precauciones.

En la enfermedad ateromatosa debida a un nivel de lípidos excesivamente elevado, la dieta es esencial. Y esta vigilancia alimentaria tendría que empezar ya en la infancia, hasta el punto de que algunos especialistas no dudan en explicar que la ateromatosis es «un problema de pediatría». En los países desarrollados es necesario estar atento desde la infancia; las recomendaciones son las siguientes:

cuidado con la alimentación desequilibrada y con los excesos de azúcar y de grasas animales en la ración de nuestros hijos.

La disminución de la actividad física asociada al trastorno de la ración alimentaria fabrica pequeños obesos y forma también el lecho de la hiperlipidemia.

Es necesario mencionar también otra plaga entre los jóvenes: el abuso de tabaco y de alcohol.

¿Cuál es la dieta aconsejada?

En ese caso la dieta es esencial. Un régimen que corrige los errores alimentarios, que se sigue durante mucho tiempo y que se realiza desde la infancia dentro de una ética de vida familiar, mejora el balance realizado en laboratorio. No es lógico empezar un régimen severo a los 70 años de edad, es necesario hacerlo en la infancia, en la juventud y en la edad adulta.

Los médicos de la nutrición no dejan de predicar siempre los mismos consejos. El régimen tiene que ser equilibrado, disminuir globalmente los lípidos, los glúcidos y mantener los prótidos según las normas. Es absolutamente erróneo pensar que, puesto que los lípidos sanguíneos son excesivamente elevados, basta no consumir materias grasas para llegar a un buen resultado: privaciones de este tipo, que son tan severas, no se aconsejan.

Es necesario aumentar las grasas insaturadas en relación con las grasas saturadas (véase capítulo «Los lípidos», pág. 41), es decir, comer menos mantequilla y más aceite, comer menos carne y más pescado, las verduras que apetezcan y frutas sin exagerar. Estas son las directrices generales que se escuchan por todas partes. Actualmente, se empiezan a ver los resultados favorables sobre el comportamiento de nuestros conciudadanos, que parecen preferir lo natural entre las tendencias nutricionales.

¿Cuál es la dieta que debe seguir el paciente que tiene sólo el nivel de colesterol elevado?

Si sólo el nivel de colesterol es elevado y si el peso es normal, basta con prohibir los alimentos que aportan el colesterol (los productos de casquería —algunos están prohibidos en varios países desde la aparición del mal de las «vacas locas», la carne grasa, el chocolate, la leche entera, los quesos, la nata), disminuir el consumo de mantequilla (no más de 10 gramos por día) y aumentar los aceites de pepitas de uva y de colza.

Se tiene que cocinar con aceite o margarina vigilando que las materias grasas que se han utilizado para fabricarlos no sean los culpables de los ácidos grasos saturados.

¿Y si han aumentado los triglicéridos?

Esta anomalía puede ser debida a un excesivo consumo de alcohol. Se trata generalmente de hombres que, la mayoría de las veces, no se dan cuenta de que se están volviendo alcohólicos.

Es necesario disminuir el consumo de vino, cerveza y todo tipo de alcohol. Si se lleva a cabo esta disminución todo se normaliza.

En otras ocasiones, el aumento de los triglicéridos es debido a un consumo elevado de azúcar. Se trata a menudo de mujeres que comen caramelos y pasteles, su peso es demasiado elevado y su glucemia sobrepasa el límite superior aceptado. En ese caso, se debe suprimir todo lo que lleva azúcar, sobre todo azúcares rápidos, y preferir las verduras, sin suprimir completamente los azúcares lentos.

Cuidado:

— con el azúcar en el café, té y las infusiones;
— con los zumos de frutas y los jarabes;
— con el número de frutas consumidas durante un día, y con los frutos secos muy azucarados.

NIVEL DE COLESTEROL DE LOS ALIMENTOS CORRIENTES (EN GRAMOS POR KILO)	
Despojos y carnes	
Sesos de ternera	19
Molleja	19
Sesos de cordero	9
Riñones de ternera	3
Hígado	1, 4
Carnes magras	0,35
Pescados y crustáceos	
Ostras	2
Gambas	1
Mejillones	0,23
Pescadilla, salmonete	0,2
Hortalizas	
Lentejas, judías	0,35
Patatas	0,02
Endibias, espinacas	0,04
Zanahorias	0,012
Puerros	0,009
Apio	0,006
Tomates	0,0054
Remolacha	0,005

NIVEL DE COLESTEROL DE LOS ALIMENTOS CORRIENTES
(EN GRAMOS POR KILO)

Lácteos y huevos	
Yema del huevo	17,5
Nata fresca	9
Gruyer, queso de holanda	0,55
Leche	0,11
Clara de huevo	0
Materias grasas	
Mantequilla	9
Aceite de oliva	2
Aceite de cacahuete	0,8
Margarina	0,4
Féculas	
Harina de trigo	0,24
Arroz	0
Frutas frescas y frutos secos	
Castañas	1,9
Nueces	0,6
Almendras	0,55
Frutas frescas	0,15-0,05
Dulces	
Chocolate	0,55

¿Qué conviene hacer si se tiene al mismo tiempo demasiado colesterol y demasiados triglicéridos?

La solución es clara: se tienen que combinar los dos regímenes sin exagerar, manteniéndose alerta, sobre todo en el paciente anciano.

Sólo después de llevar a cabo estas técnicas alimentarias y después de realizar un examen de laboratorio, el médico podrá decidir si se deben utilizar o no los medicamentos.

¿Cuáles pueden ser las consecuencias de una diabetes descuidada y de una dieta mal llevada, la mayoría de las veces asociada a un aumento del nivel de lípidos en la sangre?

Se tienen que tratar al mismo tiempo todos los factores de riesgo. Desgraciadamente, no es posible ponerse a régimen sólo para ver desaparecer como por encanto todos los riesgos debidos a esta enfermedad punzante y tórpida. Otros elementos son susceptibles de agravarla si se desconocen y, por lo tanto, no se tratan: la obesidad, la hipertensión, la gota y, sobre todo, el tabaquismo, que desempeña un nefasto papel. Los estudios más recientes han destacado el aumento de la morbosidad y de la mortalidad con la multiplicación de todos estos factores. Obesidad, hipercolesterolemia, hipertensión y tabaquismo no forman un buen grupo.

En resumen: el tratamiento de una dislipemia no se puede improvisar. La mayoría de las veces es necesario consultar a un especialista, pues numerosos factores entran en juego. El examen previo al establecimiento de un régimen es de gran importancia, ya que permite identificar la proteína que transporta el colesterol bueno y el colesterol malo.

¿Existe un colesterol bueno y uno malo?

Desde hace algunos años, ha aparecido una nueva noción que afecta al colesterol sanguíneo. Se habla de *colesterol bueno* y de *colesterol malo*. Esta noción, en lugar de tranquilizar a los inquietos, aumenta la confusión en las personas que ya están mal informadas desde un principio.

Se habla, en realidad, de las consideraciones técnicas sobre las lipoproteínas del colesterol. Actualmente se les presta mucha atención y se les dedican muchos estudios.

Esto es lo que se dice en los ámbitos especializados: cuanto más elevado se presenta el nivel de colesterol HDL (alta densidad) menor es el riesgo de enfermedades cardiovasculares. Pero este nivel está influido por factores múltiples. Cuanto más se envejece, más disminuye el colesterol bueno. Cuanto más ejercicio y deporte practicamos, más aumenta el colesterol bueno. La mujer joven tiene un nivel de colesterol bueno más elevado que el del hombre, pero al llegar a la menopausia la diferencia disminuye. Si usted fuma y toma anticonceptivos, puede decir adiós al colesterol bueno. Sin embargo, el alcohol en pequeñas dosis, un vaso en la comida, aumenta el buen colesterol. Se trata del único alimento que desempeña ese papel.

El papel del colesterol bueno está asegurado, pero su mecanismo es por ahora todavía un secreto. Existen familias de gran longevidad cuyos miembros son portadores de un nivel elevado de colesterol bueno.

Desde la fitoterapia, el jengibre lucha contra el colesterol. En la India, esta planta se ha investigado por sus propiedades hipocolesteremiantes. Los pacientes reciben 24 centigramos por día en tres tomas, pero siguen igualmente un régimen a base de lípidos insaturados. Los resultados son considerables en tres meses, pero permanecen en el misterio; se puede suponer que los aceites insaturados tienen su importancia en ese proceso.

La diabetes

¿Quién puede verse afectado por la diabetes?

Todo el mundo puede verse afectado por la diabetes, pero es raro que suceda antes de los seis años de edad.

Seguramente ha oído hablar usted de la diabetes del niño o del adolescente, capaces de administrarse ellos mismos las inyecciones de insulina, unos pinchazos que tienen que suplir el papel deficiente de su páncreas.

Estos niños están afectados por la forma de diabetes llamada *insulino-dependiente*. Gracias a estas técnicas de vigilancia permanente de su nivel de glucemia, a las que corresponden dosis de insulina adaptadas, estos niños pueden desarrollarse y sobrevivir siguiendo una alimentación casi normal en relación con la de los demás niños sanos.

Se trata de una diabetes que se declara en general antes de los 40 años. En esta enfermedad, el páncreas no desempeña su papel hipoglucemiante, puesto que sus células no segregan insulina, una hormona que tiene la función de mantener la glucemia entre 0,80-1,10 gramos por litro de sangre. Es muy distinta la diabetes de las personas mayores, a menudo después de los cincuenta años, con un exceso de peso.

Esta diabetes se descubre en la mayoría de los casos por azar, mediante un análisis de sangre. Obesidad y diabetes van a la par. Y a menudo basta adelgazar para que las cifras sanguíneas se normalicen.

En este caso no sirve la inyección de insulina, es suficiente realizar un régimen adelgazante y personalizado con calorías contadas: un régimen para seguir durante toda la vida. Si el régimen se sigue mal, la glucemia aumenta de nuevo. La dieta es indispensable sea cual sea la forma de la enfermedad.

¿Cuáles pueden ser los primeros síntomas de diabetes en un niño o en un adolescente?

Se manifiesta por una sed intensa que nada parece poder calmar. Todas las madres de familia saben que los niños reclaman a menudo agua. Pero en este caso la demanda es tan frecuente, tan cotidiana, que esta solicitud permanente de bebida tiene que llamar la atención del entorno. Aunque este síntoma pasa difícilmente desapercibido, existen cuatro signos que deben incitarnos a consultar con el médico:

— orina abundante que va a la par con la cantidad de líquido ingerido y que molesta al niño o al adolescente en su vida diaria;

— adelgazamiento sospechoso. Este signo llega más adelante, lo mejor es que el diagnóstico y el tratamiento de la enfermedad se hayan instituido antes de percibirlo. Un niño o un adolescente, aunque parezca más delgado al crecer, no debe nunca llegar a la pérdida de peso;

— a continuación, llegan las ganas permanentes de comer. Pero en cuanto los alimentos están en el plato, después de algunas cucharadas, parece saciado. «Come por los ojos». A veces, ocurre lo contrario, nada calma su necesidad de alimentarse;

— finalmente, un cansancio general que alerta a la familia ante un niño que pide continuamente reposo, quedarse en la cama, lo que contrasta con un estado anterior en el que rebosaba vivacidad y energía.

Todas estas situaciones precisan una visita inmediata al médico. Es posible que, ante un niño muy joven y en buen estado, el médico no piense en esa posibilidad. Si usted tiene diabéticos en la familia, tiene que indicárselo, de forma que atraiga su atención, y pueda realizar un diagnóstico lo antes posible.

¿La diabetes es hereditaria?

Sí, la diabetes es hereditaria. Si los dos padres son diabéticos, el niño que nazca en esta pareja tiene grandes probabilidades de convertirse también en diabético. Y hasta el momento no parece posible eliminar esta eventualidad. El hecho de suprimirle los alimentos azucarados, tal como he oído decir tan a menudo, no frenará la evolución hacia una diabetes insulino-dependiente.

Existen familias en las que la enfermedad salta una o dos generaciones y aparece de nuevo en un joven, o incluso más tarde en la vida, si el sujeto desarrolla, por ejemplo, una obesidad.

El tratamiento es distinto, aquí ya no se habla de insulina sino de pastilla hipoglucemiante y, sobre todo, de pérdida de peso indispensable.

¿Cuál sería el régimen del diabético?

El régimen es la base del tratamiento. Y esto ocurre en cualquiera de los muchos tipos de diabetes que se pueden tratar. No existe una diabetes benigna; se trata de una enfermedad solapada que puede permanecer latente, en forma de diabetes grasa, durante largo tiempo y que, sin un régimen adelgazante para los que pesan demasiado, evolucionará hacia complicaciones tardías como la artritis, los trastornos vasculares cerebrales, las cataratas e incluso la ceguera.

Respecto al diabético insulino-dependiente, cada caso tiene que tratarse en un servicio especializado y el régimen se tiene que explicar con el tratamiento. Necesita un ciclo pedagógico para enseñar al enfermo a depender sólo de sí mismo y a vivir toda su vida, de forma permanente, con su enfermedad.

Por lo que se refiere a la diabetes de los obesos es necesario consultar los regímenes para adelgazar.

La hipertensión

¿La hipertensión está siempre relacionada con un error alimentario?

Más de una persona de cada diez es hipertensa, y desgraciadamente este número aumenta cada año. A menudo se trata de un descubrimiento fortuito puesto que el enfermo no se queja de nada.

Todos los estudios muestran que las cifras 150/190 mmHg tienen que considerarse como límites. Si se superan, se habla de hipertensión y es necesario intervenir, es decir, realizar el control de la tensión arterial varias veces antes de instaurar un tratamiento: píldoras y pastillas, a menudo para toda la vida. Se trata de un sistema extremadamente complejo de origen renal, vascular, endocriniano, cerebral, que basa su dependencia en la regulación de la tensión.

El riesgo de accidentes vasculares cerebrales es importante; y aumenta si la hipertensión arterial va acompañada de obesidad, diabetes, tabaquismo, otras enfermedades metabólicas y trastornos de los lípidos sanguíneos.

Entre todos los elementos que entran en juego, se sabe que el tratamiento de la obesidad y un régimen más o menos bajo en sodio, según la tolerancia del enfermo, son casi siempre suficientes para situar la tensión dentro de la norma, sobre todo en las hipertensiones que no son muy elevadas, por ejemplo de 18-19.

Tomar medicamentos antihipertensores para un paciente obeso sin régimen hipocalórico es un error de técnica. Se sabe que, muy a menudo, una pérdida de 5-6 kilos es suficiente para tratar una hipertensión banal.

¿Cuál sería, por lo tanto, el tipo de alimentación aconsejado?

Menos sal y menos aceite. En nuestros países, la sal se consume de forma desproporcionada. La disminución de la sal en un régimen hipocalórico facilita el adelgazamiento, puesto que la sal excita el apetito. Por otro lado, se sabe que, si se añade a una alimentación que contiene medianamente sodio una ración de aceite de girasol rico en ácido linoleico poliinsaturado, la cifra tensional se normaliza y se estabiliza de forma progresiva.

¿Cómo se comprenden los principios de un régimen sin sodio?

Si el régimen sin sodio tiene que seguirse durante un periodo de tiempo largo, es difícilmente soportado si no se conoce bien.

ALIMENTOS AUTORIZADOS Y PROHIBIDOS EN LOS REGÍMENES SIN SODIO

Alimentos	Autorizados	Prohibidos
Carne	Buey, ternera, cordero, caballo, cerdo, pollo, conejo	Productos de charcutería y casquería, jamón, sesos, pato, oca, caza, carne picada preparada, carne conservada o ahumada
Pescado	De agua dulce, de agua salada	Conservado, salado, ahumado, crustáceos y marisco
Verduras	Patatas, castañas, legumbres, otras verduras y ensaladas	Todas las conservas, espinacas, apio, zanahorias, cardo, nabo, col lombarda, berro, remolacha, rábano, pepino
Leche	Leche sin cloruro	Ordinaria
Quesos	Ninguno	Todos
Huevos	La yema	La clara
Materias grasas	Aceite, mantequilla sin sal	Mantequilla salada, margarina, grasa de cerdo, nata fresca
Condimentos	Mostaza sin sal, especias, finas hierbas, ajo, cebolla, pepinillo confitados sin sal	Aceitunas, pepinillos, mostaza, salsas preparadas envasadas, sal de apio
Pan, cereales	Pan sin sal, galletas sin sal, harina, sémola, arroz, tapioca	Pan y galletas ordinarios, dulces de pastelería, pasteles secos, pastas con huevo, todas las preparaciones del mercado
Frutas	Frutas frescas, zumo de frutas natural	En conservas, en jarabe
Azúcares, postres	Mermeladas caseras, miel, azúcar ordinario	Chocolate, crema de castañas, mermelada industrial, caramelos, nougat, regaliz
Aguas	Agua del grifo y agua embotellada sin sal	Bebidas gaseosas y alcohólicas
Medicamentos	Todos los medicamentos que no contienen sodio, levadura de panadero	Medicamentos que contienen sodio, pastillas para la tos, levadura de Alsacia, ácido acetilsalicílico, polvos digestivos y laxantes

Si es muy estricto, provoca una desgana por los alimentos. Sin embargo, hay que saber que nos acostumbramos muy rápidamente a una alimentación sin sal añadida, lo que ya está muy bien para el caso que nos interesa; en efecto, no son necesarios regímenes sin sodio muy estrictos.

Es conveniente que el enfermo entienda las modalidades de su régimen. Muchas personas, al no añadir nada de sal en sus comidas, creen que comen sin sal. Es necesario ir un poco más lejos. La sal se encuentra en todos nuestros alimentos. El régimen sin sal no es, por lo tanto, un régimen estándar; incluso suprimiendo la sal de cocina continuamos consumiendo aproximadamente 3 gramos por día. No existen prácticamente regímenes sin sal, sino regímenes más o menos pobres en sodio.

Un adulto puede absorber 30-40 gramos de sal al día; más allá de esa cantidad provocamos un aumento de peso y una hipertensión.

• Tres grados en el régimen sin sodio:

El *régimen estricto sin sodio* es raramente aplicado y muy difícil de seguir. Se trata de un régimen de urgencia, actualmente casi abandonado desde la aparición de los tratamientos específicos de cada enfermedad.

El *régimen relativo sin sodio* autoriza un aporte de sodio dosificado de 500 miligramos por día y el pan sin sal, pero suprime la leche.

El *régimen ligero sin sodio* suprime los alimentos demasiado salados como la charcutería y algunos quesos, pero autoriza el pan y la leche.

Este último es el que nos interesa en este caso concreto. Tres elementos desempeñan un gran papel: la forma de cocción, los condimentos y el arroz.

• ¿Cómo seguir un régimen sin sodio?

Es importante conservar en los alimentos el máximo de sabor posible. La autococción y la trituradora entran en acción. Es necesario asar los alimentos.

Los condimentos son indispensables. Los hay sin sal (mostaza, alcaparras y pepinillos); existe una gran lista que se debe consultar.

El arroz es uno de los elementos que contiene menor cantidad de sodio. Calma el hambre y puede cocinarse de distintas formas. Para el resto, es necesario consultar la tabla de los niveles de sodio de los principales alimentos; es válida para el enfermo y, sobre todo, para la persona que cocina.

Las afecciones renales

¿Qué es la gota?

Se trata de una enfermedad debida a la perturbación del metabolismo del ácido úrico causado por una alimentación demasiado rica en purines aportados por la carne, los productos de casquería, un régimen empeorado por el alcohol, algunos vinos y el cava.

En la sangre, el nivel del ácido úrico es de 0,50-0,60 miligramos. Cuando la aportación alimentaria es demasiado elevada, el riñón, que elimina 600 miligramos por día, se desborda, su trabajo es insuficiente y el exceso se sitúa en forma de uratos de sodio en las articulaciones: el dedo gordo y las rodillas. Se trata, la mayoría de las veces, de una enfermedad causada por un consumo excesivo, frecuente en los obesos, grandes comedores y grandes bebedores.

¿Las mujeres están exentas de esta enfermedad?

Cada vez se produce más a menudo, incluso en las mujeres jóvenes.

De esta forma se ha llegado a pensar que la hiperuricemia es la traducción biológica de dos afecciones. Se trata tanto de una enfermedad de plétora, que va a la par con la obesidad y la hipertensión, como de una enfermedad del sistema que afecta a la fabricación y a la eliminación del ácido úrico.

Y, en este último caso, afecta a individuos muy diversos: jóvenes delgados que comen de forma racional, deportistas cuyo entrenamiento es exagerado y, curiosamente, a algunos pueblos del océano pacífico cuya cifra elevada de ácido úrico en la sangre sigue siendo un misterio.

¿Existe un tipo de alimentación que se deba seguir?

El régimen no es difícil.

Quien, además de sufrir de gota, es obeso tiene que adelgazar siguiendo un régimen de 1.800 calorías por día; la pérdida de peso mejorará y, a la larga, curará la gota.

El régimen propiamente dicho descansa, sin embargo, en algunas bases esenciales:

— eliminar todos los alimentos que fabrican directamente ácido úrico, es decir, todos aquellos alimentos que se compran en la casquería: molleja, riñones, hígado (que contiene los purines);

ALIMENTOS QUE DEBEN EVITAR LOS ENFERMOS AFECTADOS DE GOTA (NIVEL DE PURINES DE DIVERSOS ALIMENTOS EN MG/100 G)

Carnes y productos de casquería	
Molleja	330
Extracto de carne	200
Hígado de ternera	90
Riñones	80
Sesos	40
Salchichas	40
Pollo	30
Pescados	
Anchoas	400
Arenques	150
Sardinas	120
Trucha, salmón, bacalao	30-60
Verduras	
Leguminosas	50-100
Espinacas	60
Setas	50
Coliflor	30
Espárragos	30

— eliminar la carne de caza, el caldo de carne, y disminuir en general la ración de carne diaria;
— vigilar el consumo de algunos pescados: las anchoas, el salmón, las sardinas, algunos crustáceos y mariscos;
— no consumir muy a menudo espinacas y acedera;
— eliminar el alcohol;
— preferir los aceites insaturados a los cuerpos grasos saturados como la nata y la mantequilla.

Es curioso constatar que cada persona que sufre de gota tiene su propio alimento responsable de su crisis aguda: vino blanco, cava, molleja, etc.

ALIMENTOS QUE DEBEN EVITAR LOS ENFERMOS QUE SUFREN CÓLICOS NEFRÍTICOS (NIVEL DE ÁCIDO OXÁLICO DE ALGUNOS ALIMENTOS EN MG/100 G)	
Verduras	
Acedera	170-220
Espinacas	90
Hojas de acelga	65
Tallos de ruibarbo	50
Remolacha	14
Boniatos, judías, apio (ramas), zanahorias, endibias	2-4
Cebollas, rábano, escarola	1-1,5
Judías secas, col, maíz, lechuga, patatas, pepino	Menos de 1
Espárragos	0,5-20
Frutas	
Arándanos	100
Higos secos	10-12
Grosellas	9
Frambuesas	5,5
Uva, naranjas	2,5
Fresas, moras, albaricoques	1-2
Ciruelas, melocotones, plátanos, peras, tomates	Menos de 1
Manzanas, pomelos, limones, melón	0

Se dice que es necesario beber mucho. ¿Qué es la cura de diuresis?

Estos consejos no tendrían ningún valor si no se añadiera el papel que desempeña la bebida: la cura de diuresis. Es necesario beber para eliminar, para evitar la concentración urinaria que se realiza sobre todo durante la noche.

En verano, el calor y la transpiración se convierten en circunstancias agravantes; es necesario beber agua, no zumos de frutas demasiado azucarados: 2 litros en 24 horas día y noche. En caso de crisis se recomienda el agua de Vichy.

La terapéutica moderna pone a disposición de los enfermos diatésicos, es decir, los que son delgados y sobre los que se desconoce el porqué tienen un nivel de ácido úrico elevado, medicamentos que sustituyen al riñón deficiente.

Los obesos que sufren de gota se benefician igualmente de esta terapia, lo que no les impide de todos modos seguir al menos las recomendaciones más punteras de esta directriz alimentaria.

¿Cómo se evita que las crisis de cólicos nefríticos se reproduzcan?

Las crisis de gota consisten en la formación de depósitos de uratos de sodio que se sitúan en las articulaciones; en la litiasis urinaria se trata de oxalatos de calcio y a veces un 75 % de fosfatos si existe una infección, que se sitúan en los riñones, en la pelvis del riñón y en el uréter.

Si se desplazan hacia los finos conductos que eliminan la orina, es cuando se presenta la crisis atrozmente dolorosa de cólico nefrítico.

A partir de este incidente, y desde que no haya sido tratado por el médico de urgencia, el único objetivo es procurar que no se reproduzca. Una dieta adaptada permite evitar un 89-90 % de las reincidencias. Es necesario evitar:

— una alimentación demasiado rica en calcio, por encima de 3 gramos en 24 horas es peligroso;
— los alimentos que contienen oxalatos;
— beber agua y solicitar al médico que aconseje un agua adaptada.

¿Qué agua se tiene que beber?

Como en la gota, la diuresis es esencial. Pero, cuidado, no se debe consumir cualquier tipo de agua.

Un agua que contenga 9 miligramos de calcio es la mejor para este tipo de enfermedad. Durante los largos viajes en coche, en verano, los movimientos bruscos desplazan los cálculos. Por lo tanto, debe beber con mucha frecuencia.

Los trastornos digestivos

Los enfermos afectados por trastornos digestivos tienen siempre tendencia a imputarlos a errores alimentarios. Tienden también a suprimir cada vez más elementos de su ración que les provocan carencias, a alimentarse de forma muy monótona y, lo que me parece todavía más grave, a esa pérdida de la alegría de vivir y a esa tristeza de los *enfermos de la digestión*.

Sin embargo, con un mínimo de cuidados y de perseverancia, es fácil evitar una gran parte de todos estos males.

¿Cuál es la diferencia entre gastritis, dispepsia y hernia de hiato?

Son un conjunto de trastornos siempre mal definidos por los pacientes y en los cuales el médico tiene problemas para situarse, puesto que los síntomas descritos por el paciente son numerosos, confusos y amplificados. El que sufre de ardor de estómago tiene una digestión lenta, no tiene apetito. Está al límite de la depresión. Se trata de la dispepsia, acompañada de falta de entusiasmo, que conduce al que la padece a tener siempre al alcance de la mano algún polvo digestivo muy personalizado o procedente de la última publicidad.

La mayoría de las veces no sufre ninguna lesión, pero come mal, o demasiado, o demasiado poco, o ya no le apetece la carne, o el estado de sus dientes no le permite masticar de forma correcta y entonces padece del estómago. Sigue un régimen mal organizado; pero si los invitados le gustan y si el ambiente es favorable y le conviene, esto le permite algunas treguas y «todo pasa», tal como dice él mismo. Si usted forma parte de esas personas, es inútil que siga un régimen draconiano. Es mejor suprimir todos los medicamentos, realizar un ligero control alimentario y cambiar algunas costumbres.

Pero si, por el contrario, sus ardores de estómago aparecen siempre cuando toma el mismo alimento y sigue el mismo régimen alimentario, es posible que se trate de una gastritis: inflamación de la mucosa estomacal. En este caso, el régimen y el tratamiento se completan y se asocian. Son indispensables.

Respecto a la hernia del hiato, es importante decir que está tan extendida que muy a menudo se descubre durante un examen de rutina; la molestia que provoca está en función de su importancia. A veces puede pasar desapercibida, pero es muy mal tolerada cuando, una vez detectada, empeora y provoca el reflujo del esófago, por culpa del cual la intervención quirúrgica se convierte en algo obligatorio.

¿Cuáles pueden ser las conductas alimentarias de estas afecciones?

Son muy parecidas. Es necesario:

— evitar los alimentos irritantes, los ácidos, las especias, el té y el café en ayunas y el alcohol en todas sus formas;
— evitar los alimentos demasiado azucarados, la miel y algunos zumos de frutas (zumo de naranja en particular);
— evitar los alimentos que dejan residuos importantes (puerros y espárragos);
— preferir las zanahorias, las lechugas cocidas, las endibias más dulces;
— preparar los alimentos con nata, mantequilla fresca, aceite ligero no demasiado afrutado y suprimir completamente los fritos;
— comer en cantidades moderadas;
— realizar tres comidas y dos tentempiés;
— evitar el tabaco, cuya nicotina es extremadamente perjudicial;
— evitar llevar cinturones demasiado apretados, dormir después de las comidas e incluso doblarse por la mitad;
— comer con calma y con lentitud.

¿Y si los dolores nocturnos me despiertan?

Si, a pesar de todas estas precauciones, los dolores nocturnos le despiertan, recurra a la leche desnatada en polvo. Un vaso de leche tomado antes de dormir aporta proteínas sin materias grasas y calcio, que facilita el sueño y neutraliza la acidez del estómago. También puede utilizarse como tentempié por la tarde con dos galletas ligeras. Cuidado con las recepciones, los canapés llenos de especias y, sobre todo, con los frutos secos, que son como gravilla en un estómago que sufre.

Cuando me despierto por la mañana, estoy más cansado que el día anterior por la noche. ¿Qué me sucede?

Le vienen náuseas cuando se levanta y no puede comer nada, tiene problemas para ponerse en movimiento y se siente cansado. Es usted sedentario y vive en la ciudad y, curiosamente, sus malestares desaparecen en el campo. Su vida de ciudad está programada al minuto o, al contrario, está ocioso, y bebe demasiado café o alcohol que le aportan una ilusoria sensación de bienestar, está usted ansioso y se siente prisionero de un tipo de vida que no le conviene y, finalmente, usted digiere mal.

Y usted acusa a su hígado de todos estos malestares. Estos trastornos dispépticos debidos a la ingestión de grasas cambian de un sujeto a otro. Estas molestias digestivas se sitúan en el duodeno y no tienen nada que ver con la absorción propiamente dicha de los lípidos.

Si usted se reconoce en el personaje descrito no debe acusar a su hígado. Es su tipo de vida lo que debe cambiar. Es inútil suprimir todas las grasas de sus menús. Es necesario que tome el aire, que haga deporte en la medida de lo posible y que, si usted tiene edad para hacerlo, se jubile y se instale en el campo. Pero no se crea *hepático*; no existen los regímenes para *hepáticos*, por lo menos con el sentido que le hemos atribuido aquí.

Le será útil aligerar su ración alimentaria cotidiana, comer más verduras y ensaladas y menos carne y azúcares rápidos. Y no se olvide de beber agua, sobre todo si, como le sucede a este tipo de pacientes, detesta beber en la mesa.

¿Por qué tantas mujeres sufren de estreñimiento?

El estreñimiento no es una enfermedad, se trata de un síntoma que se relaciona con trastornos de la mecánica o de la química digestiva.

Sólo trataremos el estreñimiento funcional causado, en la mayoría de los casos, por una mala alimentación, que frena el tránsito intestinal. Puede ser debido a:

— un régimen adelgazante demasiado severo, demasiado pobre en grasas, o demasiado estricto en cantidad;
— un régimen que comporta demasiada carne, huevos, charcutería y pan blanco;
— un jarabe para la tos;
— diuréticos en los casos, por ejemplo, de una hipertensión;
— una cantidad de bebida insuficiente;
— un abuso de alimentos azucarados;
— una cantidad insuficiente de verduras y de frutas.

Hay que añadir una mala higiene de vida, demasiado sedentaria, comidas tomadas de cualquier forma y a cualquier hora y siempre con prisas, y finalmente también el rechazo a ir al baño y responder con ello a las solicitudes naturales.

¿Existe una forma de tratar el estreñimiento a través de un régimen?

Hay que saber, para empezar, que la reeducación intestinal pedirá su tiempo y que es necesario armarse de paciencia, sobre todo si este estado dura desde la infancia o la maternidad, lo que sucede con más frecuencia. Todos los laxantes se tienen que eliminar de forma definitiva, tanto si son químicos como la fenolfaleína, el sulfato de sosa o de magnesio, o lubrificantes como el aceite de parafina, o *naturales* como propone la publicidad. Debe desconfiar de las tisanas, aunque sean de arraclán, sen, ruibarbo, casia, tamarindo, cortezas o granos; todos esos productos que provienen de las plantas y que creemos inofensivos son perjudiciales para los intestinos, aunque se tomen en pequeñas cantidades. Todos los laxantes son irritantes y, a la larga, provocan lo que se llama la *enfermedad de los laxantes*, provocada por la toma diaria de varias de estas píldoras tan poco recomendables. Esta costumbre funesta crea estreñimientos secundarios extremadamente difíciles de tratar y que sólo la dieta apropiada puede solucionar.

Presentamos a continuación una conducta alimentaria a tener en cuenta para este tipo de estreñimiento funcional.

• **Desayuno**: tomar en ayunas un gran vaso de agua no gaseosa, que dejaremos preparado la noche antes en la mesita de noche; continuar con 4-5 ciruelas que habremos puesto en remojo el día antes también para eliminar el azúcar, 2 rebanadas de pan integral con miel y mantequilla, una bebida ligera, té o café con leche desnatada.

• **Media hora antes de la comida del mediodía**: comer una naranja o un pomelo entero (y no sólo el zumo).

• **A mediodía**: tomar todos los días un plato de verduras que le aportarán fibras, dos o tres veces a la semana un plato de lentejas, de judías o de puré de guisantes secos o de patatas (no patatas fritas), 100 gramos de carne o 200 gramos de pescado y una fruta. Si tiene costumbre de tomarla, puede tomar una taza de café sin azúcar.

• **Por la noche**: tomar un potaje de verduras caliente y casero, 50 gramos de queso, una ensalada de frutas no azucaradas o de frutos secos (dátiles, albaricoques, nueces).
Todo ello en cantidades moderadas.

Es necesario beber agua durante las comidas (la bebida es arrastrada con más facilidad en el bolo intestinal), y también fuera de las comidas, a horas fijas. Respete sus ritmos biológicos personales y vaya al baño todos los días a la misma hora.

Hay que añadir también el consejo de llevar una vida al aire libre en la medida en que se pueda. Una hora de marcha por el campo y no por la ciudad es una ayuda eficaz para la dieta. El nutricionista permitirá, al principio, un supositorio de glicerina para ayudar y poner en marcha el desayuno. El resultado final dependerá de su asiduidad en cada una de las fases del tratamiento.

El orinal de los niños: el bebé sentado en su orinal cada día durante media hora o más, mientras la madre o el padre realizan sus ocupaciones caseras, es una situación que debería desaparecer completamente de nuestras costumbres higiénicas.

Numerosas formas de estreñimiento del adulto tiene su origen en la infancia, ya que en muchas familias se ocupan con mucha severidad e incluso celosamente del orinal del bebé. Entonces, el niño tiende a reaccionar a esta demanda, según sus relaciones con la madre (o el padre, según los casos), con agresividad o con culpabilidad, lo que le conduce día tras día a un estreñimiento que conservará toda su vida y que le costará mucho eliminar.

¿Cómo se evita el estómago hinchado después de una comida?

Se trata de una especie de malestar que afecta, sobre todo, a las mujeres, que ven cómo su cintura aumenta de volumen después de comer y que, para evitarlo, se someten a restricciones alimentarias incoherentes, multiplicando los errores. Esto ha llegado hasta tal punto que los medicamentos para eliminar estos trastornos aparecen actualmente uno tras otro en el mercado. Estos malestares tienen un nombre, se llaman flatulencias abdominales. Los gases intestinales están compuestos en parte por el aire tragado que se mezcla con el metano y con otros gases que provienen de los alimentos.

Algunos alimentos son muy conocidos porque favorecen la producción de gases: las judías, las coles, las ciruelas, las alcachofas, el aguacate, una cantidad demasiado grande de pan integral, pan fresco, los cereales, el salvado...

Se aconseja:

— un régimen pobre en azúcar;
— no tomar productos lácteos durante algunas semanas, ni abusar del queso blanco, los yogures y la leche en polvo;
— no beber mientras se come (sobre todo, agua con gas o cerveza);
— no masticar chicle, pues hace tragar aire y saliva;
— no fumar, ya que al tragar el humo se dilata el estómago;
— masticar bien, reducir el volumen de las comidas y no comer con prisas.

¿Existe un régimen para la diverticulitis cólica?

Se trata de una afección de la que los médicos han tomado realmente conciencia desde que se han generalizado los exámenes intestinales con la ayuda del endoscopio.

Esta degeneración de la pared intestinal, sobre la que aparecen pequeñas hernias, es adquirida y aumenta con la edad.

Antiguamente, los gastroenterólogos prescribían un régimen sin residuos, es decir, sin fibras, que no hacían más que aumentar los síntomas. Cuando percibieron que estos divertículos aparecían en individuos cuyo estreñimiento era importante, se cambió de método y, sobre todo, de régimen. Actualmente, esto es lo que se aconseja:

— consumir cereales completos, verduras cocidas, mermeladas de frutas no muy azucaradas. La alimentación se acerca a la que se indica para luchar contra el estreñimiento con algunas variantes como, por ejemplo, no tomar fibras duras ni legumbres;
— también se tienen que evitar las frutas del tipo frambuesas, fresas, pepino, etc., cuyos minúsculos granos pueden situarse en los divertículos y provocar infecciones y dolores.

Estos consejos se basan en el hecho de que la diverticulitis cólica es prácticamente desconocida en las poblaciones que consumen una alimentación rica en fibra.

Sin embargo, la dieta por sí sola no es suficiente para tratar la diverticulitis. Los desinfectantes intestinales y los antibióticos se asocian a la vigilancia en la alimentación. Se han intentado sustituir también estos tratamientos con la aromaterapia y con los aceites esenciales específicos.

¿Cómo se trata una diarrea aguda?

La primera preocupación será la de evitar esta crisis abdominal respetando las precauciones que todos los viajeros que van al extranjero reciben y que muy pocos respetan; no es inútil repetir de forma resumida lo que se tiene que hacer:

— evitar las verduras aliñadas crudas y estar atentos al aceite de oliva;
— pelar las frutas;
— consumir las carnes y los pescados asados;
— suprimir las salsas recalentadas;
— abstenerse totalmente de comer pasteles con nata y olvidarse de la mayonesa;
— suprimir los cubitos de hielo y beber té;
— no beber nunca agua del grifo;
— beber vino en pequeñas cantidades;
— abstenerse de consumir marisco en verano, sobre todo los mejillones;
— no lavarse los dientes con agua del grifo;
— huir de los bocadillos expuestos al calor desde la mañana hasta la noche;
— no comer helados durante todo el día.

• Si a pesar de esta precauciones aparece la temida diarrea, ¿qué hacer?
Para empezar, deje que las cosas sigan su curso, por lo menos durante algunas horas. No se precipite sobre la pastilla que paraliza el intestino y retiene todos los agentes patógenos. Lo que debe hacer es:

— descansar;
— beber abundantemente, tisana de tomillo por ejemplo, o un té ligero;
— llevar a cabo una dieta hídrica;
— empezar la realimentación con sopa de verduras, cereales finos y arroz de grano corto.

En general, después de 24 horas, el episodio agudo ya ha desaparecido. Se tiene que continuar la alimentación con patatas, mermeladas de frutas, gelatina de membrillo y puré de zanahorias.

Nunca se debe consumir leche, porque no se digiere bien y porque la lactosa es laxante. Se pueden añadir algunos productos farmacéuticos.

El retorno a la alimentación habitual se tiene que hacer de forma progresiva. Es difícil, si se está de viaje, seguir esta técnica eminentemente natural de tratamiento de una diarrea aguda, pero no es imposible.

Otra cosa es hablar de la diarrea crónica, que tiene que ser estudiada atentamente por el paciente y el especialista; ante un enfermo que ha adelgazado debido a que elimina uno por uno todos los alimentos sospechosos de su ración, se tienen que llevar a cabo los exámenes más precisos, porque esta situación provoca astenia y tristeza e, incluso, aunque es raro, una avitaminosis de aportación conjuntamente con una avitaminosis de absorción.

• Sopa de zanahorias y de tapioca:
En forma de puré o de crema, la zanahoria la prescriben todos los dietistas contra la diarrea estacional y pasajera de los adultos. Después de la dieta hídrica del primer día, el puré de zanahorias es muy recomendado para cubrir las pérdidas de sodio y de potasio. Contiene también glúcidos para asegurar la absorción óptima del sodio y del agua por el intestino delgado. Es beneficioso añadirle tapioca bien cocida que desempeña un papel de cola y que es uno de los glúcidos que mejor se toleran.

¿A qué se llama colitis?

Es frecuente ver llegar a la consulta del nutricionista a enfermos que se quejan de trastornos intestinales y que explican con el término global e impreciso de *colitis* todos los malestares que sufren: estreñimiento, diarrea, hinchazón, abundancia de gas y dolores mal localizados.

La colitis es, como la celulitis, una enfermedad mal nombrada. Engloba en el espíritu del enfermo todo un conjunto de síntomas mal soportados y que provocan una especie de resignación. El enfermo aporta toda una serie de detalles, más o menos evocadores, de los trastornos, difíciles de tratar con precisión.

Para el médico, la colitis es una inflamación del colon. Pero el colon es una especie de tubo de 1,50 metros de longitud. Presenta ángulos: hepático y a nivel del bazo, que es la zona en la que normalmente se localiza la inflamación. Es necesario añadir el sigmoideo, centro de pólipos de patología silenciosa y que se tienen que eliminar quirúrgicamente. Por lo tanto, palpando únicamente un estómago no es posible establecer un diagnóstico. Y antes de hablar de régimen y de tratamiento, es necesario hacer un balance digestivo.

Para llevar a cabo un diagnóstico preciso, es aconsejable la realización de una endoscopia porque es el examen más seguro. Tiene tal éxito entre los enfermos que algunos querrían hacerlo de forma preventiva, incluso sin que el médico así lo haya determinado.

Sólo después de un examen de los intestinos se puede hablar de régimen.

En cualquier caso, conviene recordar que la automedicación es siempre un error: no es posible realizar una dieta autoprescrita ni un régimen restrictivo porque sólo provocarían deficiencias e, incluso, carencias.

¿Qué ha sucedido con la famosa *crisis del hígado*?

Antiguamente se calificaba como molestia gástrica, pero se trata de un mal muy extendido, Es difícil diferenciarla de una simple indigestión, ya que presenta todos sus síntomas clínicos:

— cefaleas (dolor de cabeza);
— vómitos;
— diarrea;
— sensación de cansancio;
— rostro amarillento o muy pálido.

El hígado era el culpable antiguamente de todos estos malestares, pero es necesario desmentirlo. Los libros, las conferencias e incluso las emisiones televisivas han rehabilitado a este inocente que paga por los verdaderos culpables: el estómago y los intestinos, a los que a menudo hacemos trabajar en exceso. El noble hígado, encargado de la elaboración de metabolismos complejos y especializados, se mantiene totalmente ajeno a estos trastornos; sus enfermedades llevan otros nombres: cirrosis o hepatitis.

Sería mejor prevenir que curar, pero pasemos a la dieta. Para ayudar a los grandes comedores, juerguistas y vividores que no saben detenerse antes de que se produzcan los excesos, lo mejor es el descanso en la cama y una dieta hídrica. Si no es posible comer nada sin vomitarlo al cabo de unos segundos, algunas horas de ayuno no serán perjudiciales. Después de este periodo se tienen que tomar infusiones de té, tomillo, romero y abundante agua de Vichy, por ejemplo, que se encuentra incluso en las farmacias.

Y, por último, se recomienda consultar también lo explicado en el apartado referente a las diarreas.

Los adelgazamientos

¿Cuándo la delgadez se convierte en patológica?

Estar flaco está de moda, y el límite entre flacura y delgadez es a menudo muy difícil de establecer. La flacura llamada estética es la de las personas dinámicas, deportistas, activas y dotadas de un gran apetito. Estas personas tienen una flacura familiar y hereditaria; son flacos constitucionales; de la misma forma que existen las obesidades familiares, también existen flacuras familiares. Estos flacos no necesitan engordar, lo que sería, además, muy difícil de conseguir. Sólo es posible educarlos en sus elecciones alimentarias, ya que normalmente comen mal, y aunque están muy flacos, no por ello están exentos de trastornos sanguíneos y de hipertensión. Después están todos los demás, del niño enclenque al anciano desnutrido y anoréxico.

Esto nos lleva a precisar que no se debe confundir flacura y delgadez. El hecho de ser flaco se tiene que respetar y parece rebelde a cualquier dieta. Un adelgazamiento, por el contrario, tiene que considerarse con una gran atención porque se trata de una disminución anormal del peso del cuerpo. Hacia estos adelgazamientos que se producen por diversas causas se dirige todo nuestro esfuerzo de realimentación dietética.

¿Cuáles son las causas del adelgazamiento?

Las causas son las siguientes:

— las enfermedades gastrointestinales y las operaciones del ámbito digestivo;
— las depresiones nerviosas, tan frecuentes desde hace algunos años;
— cáncer;
— las enfermedades infecciosas o la fiebre;
— la restricción alimentaria que lleva a la anorexia mental, tan conocida que la dejaremos de lado, porque necesita más de un psiquiatra que de un nutricionista.

Sin llegar hasta la anorexia, las personas afectadas suelen ser mujeres que han hecho curas de adelgazamiento mal llevadas, que tienen una representación errónea de su cuerpo y sienten fobia por la celulitis, o personas que son adeptas a terapéuticas marginales y a alimentaciones raras.

El paciente llega así a los adelgazamientos acompañados de carencias. Pero lo más difícil es persuadirlo de sus errores y realimentarlo, lo que acepta difícilmente, a pesar de su permanente estado de cansancio. Este es el caso, por ejemplo, de los vegetarianos estrictos que sólo comen verduras crudas o cocidas, nunca proteínas animales (leche, huevos o queso), y que añaden a este régimen algunos ayunos intermitentes.

¿Qué sucede en el momento en que el déficit proteínico se nota?

Cuando la pérdida es excesiva, el paciente cae en una urgencia nutricional. El enfermo se come sus propias proteínas para proporcionar la energía necesaria para su sostén vital. Las actividades celulares, los transportes membranosos tienen una necesidad esencial de prótidos.

Las consecuencias de la desnutrición son muy graves sobre las constantes iónicas de la sangre, el potasio fundamentalmente, sobre el hígado, los riñones y el cerebro.

Este estado necesita un *desquite nutricional* urgente mediante una dieta específicamente adaptada y controlada por dosis de potasio, creatinina y proteínas plasmáticas.

¡Cuidado!, una realimentación no puede improvisarse. Después de un adelgazamiento muy importante, una alimentación brusca e irreflexiva puede tener graves consecuencias.

¿Qué hacer hay que para recuperar los kilos?

• ¿Cuál debe ser la realimentación de estos sujetos que han adelgazado tanto?

Tiene que ser progresiva, a menos que queramos ver aparecer síncopes, colapsos y muerte súbita. La proporción de los diversos nutrientes tiene que estar controlada, ya que la síntesis proteínica (se intenta fabricar un poco más de carne) sólo puede hacerse si las demás funciones energéticas se alimentan mediante una ración glucídica y lipídica apropiada.

Lo deseable es:

— 2 gramos de proteínas por kilo de peso ideal y por día;
— 4/5 de la ración en forma de glúcidos y de lípidos;
— 1 litro de agua, un vaso tras otro, poca cada vez;
— no mucho azúcar, pero suficientes prótidos.

Presentamos, a continuación, una técnica al alcance de todos: añadir a cada una de las tres comidas diarias una cucharada sopera de mermelada y 20 gramos de queso, lo que en total suman 1.000-1.200 calorías fáciles de soportar y de encontrar, y muy naturales.

Este régimen será, por lo tanto, un régimen hiperprotídico. Para llevarlo a cabo se utilizarán todos los alimentos que contienen prótidos: la carne, el queso, la leche y los huevos. Sin embargo, cuando es difícil hacer comer este tipo de alimentos (en un enfermo anoréxico), tenemos a nuestra disposición la leche en polvo, sin lípidos, que se puede añadir, por ejemplo, en los purés. Estos polvos de leche son muy apropiados para realimentar a los desnutridos.

• Receta utilizada en un régimen para desnutridos:
La sopa de carne del profesor Trémolières es muy útil en estos casos. Se necesita:

— 1,5 litros de agua;
— 50-75 gramos de arroz pesado en seco;
— 10 gramos de tapioca;
— 100-200 gramos de zanahorias y otras verduras;
— 10 gramos de sal.

Se cuecen durante 2 horas y media el arroz, la tapioca y las verduras en el agua salada; se bate la mezcla, se eliminan 400 mililitros de caldo y se añaden 100 gramos de carne picada o de jamón sin grasa, una yema de huevo y 10-20 gramos de mantequilla.

Se sirve tres o cuatro veces al día. Se puede sustituir la carne por pescado o por queso. Para realizar una preparación enriquecida en prótidos, basta con añadir una cucharada sopera de leche desnatada en polvo. Se pueden preparar de esta forma purés de patata o un flan, una pasta para *crêpes* o una salsa bechamel. La ración protídica puede ser desde ese momento treinta o cuarenta veces superior a un plato clásico preparado según las recetas habituales.

¿Cómo se alimenta a una persona que no tiene hambre?

Presentamos, a continuación, algunas técnicas muy sencillas y esenciales que están al alcance de la mano de todos y que aconsejan todos los nutricionistas:

— primera regla de oro para hacer comer a un anoréxico: cuidar la presentación de los platos. Es necesario despertar los centros sensoriales. El color de los alimentos desempeña un gran papel: unos platos feos o rotos cortan el hambre con toda seguridad. El lugar es también importante. Las comidas de los hospitales, servidas en bandejas metálicas que contienen todo el menú, quitan el hambre a cualquiera, incluso al gran comedor y al menos difícil de los individuos;
— no se deben presentar al enfermo sin apetito platos nuevos a los que no se había acostumbrado antes de la pérdida de apetito;
— no hay que preguntarle nunca su opinión acerca de lo que desea comer;
— no conviene presentar en el plato una ración muy voluminosa; esto provoca una especie de lasitud ante el esfuerzo que se debe realizar. Por la misma razón, es preferible dar purés y cremas, más fáciles de tragar;
— también es importante condimentar bien los alimentos: la sal y los alimentos ácidos aumentan la secreción gástrica. El café estimula las funciones digestivas después de las comidas. Demasiadas materias grasas frenan la digestión.

Finalmente, es necesario convencer al paciente de que deje de fumar, ya que la nicotina es un «tentempié» muy peligroso.

¿Qué alimentos naturales pueden reforzar la acción del régimen?

Los alimentos que refuerzan la acción del régimen son:

— el polen, que actúa sobre la síntesis proteica;
— el agua de mar en ampollas, el antiguo plasma de Quinton, que se conoce con distintos nombres;
— las sales minerales: arsénico, fósforo y hierro presentados en forma de especialidades farmacéuticas;
— el agua de Vichy; por ejemplo, un vaso por la mañana en ayunas y media hora antes de las comidas. Sin embargo, es necesario añadir 1 litro de agua ordinaria o de manantial, pues cuanto más nutritiva y calórica es nuestra alimentación, más agua es necesario beber;
— levadura de cerveza y vitaminas;
— las tisanas ligeramente azucaradas.

En la farmacia encontramos productos dietéticos de composición muy estudiada, presentados en forma de polvos, latas de conserva, deliciosas cremas, y que elevan, sin suponer una gran sobrecarga, el nivel calórico de una comida. Pero si todas estas técnicas no funcionan, si el enfermo rechaza alimentarse, la dieta no puede hacer mucho más y se deberá recurrir a la psiquiatría.

Mi marido ha perdido 10 kilos después de una intervención quirúrgica, ¿qué tiene que hacer para recuperar la forma?

«Cuanto más complicada es la intervención, más importante es que la dietética pase de la cocina al laboratorio» (profesor Trémolières).

Cuanto más nervioso, dinámico, con un apetito sólido y con un poco de exceso de peso se muestre usted, más elevado será su nivel calórico antes de la operación y mayor y más grave será el ayuno después de la operación, sin prótidos.

Existen, por lo tanto, varias situaciones en las que es necesario estar atento: si usted está mal nutrido y está demasiado delgado, si toma desde hace tiempo antibióticos, si es usted vegetariano, etc. Eso es tarea del cirujano y del anestesista, es necesario decirlo e insistir en ello.

Pero cuando el convaleciente vuelve a casa, ¿cómo tiene que alimentarse?

Una semana después de la intervención, en general, el hambre ataca de nuevo, lo que facilita la puesta en práctica del régimen hiperprotídico. Este régimen tiene que ser de 120 gramos de prótidos por 3.000 calorías.

Estas sobrecargas necesitan una alimentación vigilada. Es necesario buscar la aportación de algunas fuentes extraídas de la leche y utilizar, además de la carne, que es difícil aumentar en el régimen de un convaleciente, los huevos y la leche.

¿Se debe alimentar a un enfermo que tiene fiebre?

Durante años no se ha alimentado a los enfermos con fiebre. Se trata todavía de una regla observada por numerosos médicos, por lo menos los que se preocupan, y por las familias llenas de buenas intenciones. La dieta es una necedad en un enfermo con fiebre. Lo que necesita, en cambio, es un suplemento de proteínas para hacer frente al catabolismo de sus propias sustancias de reserva.

Este es pues el menú de su enfermo (con la gripe, por ejemplo): 150 gramos de azúcar por día en las tisanas y en los zumos de frutas, a los que es necesario añadir 50 gramos de proteínas. Puesto que el enfermo no tiene hambre, es imposible presentarle un buen bistec a la plancha.

Se puede preparar una crema o un puré enriquecidos con leche desnatada, además de la mantequilla y de la leche que utiliza usted normalmente para confeccionarlo según su receta. ¿Y por qué no un puré de lentejas muy fino pasado por el chino (no por la batidora pues deja todas las pieles de los granos)?

La fiebre aumenta las necesidades de agua y de sal, debido a la transpiración y al sudor. Se puede dar a la persona que tiene fiebre una de esas preparaciones en conserva con sabor de vainilla o con sabor de chocolate que se venden en las farmacias.

• Menú tipo de un régimen de sobrealimentación para un enfermo que ha adelgazado mucho

Por la mañana: una taza de leche con un poco de polvo de cacao y una cucharadita de leche desnatada en polvo.

Al mediodía: un huevo o un trozo de carne con patatas, o pasta o arroz, 30 gramos de queso y una fruta.

Por la noche: una taza de caldo de carne o de pollo, 100 gramos de pescado o de carne, o un huevo, 200 gramos de verduras, 40 gramos de queso, un postre azucarado del tipo crema inglesa o flan.

No se deben comer galletas, sino pan de panadero, según el apetito que le queda al enfermo.

Se debe beber 1 litro de agua cada día, durante las comidas y entre ellas.

Algunos casos particulares

¿Cuál es la relación entre alimentos y medicamentos?

¿Cuál es el papel de los distintos nutrientes, prótidos, lípidos, glúcidos, vitaminas e iones minerales cuando se encuentran o se mezclan con los productos artificiales introducidos en nuestro organismo?

Se conocían algunos aspectos rudimentarios de esta pregunta —la influencia del sexo, la edad, el embarazo—, pero la incidencia de la alimentación sobre los tratamientos médicos no formaba parte de las preocupaciones de los prescriptores. De forma muy resumida, presentamos a continuación lo que se debe saber al respecto:

— el alcohol en todas sus formas potencia la acción de los medicamentos del sistema nervioso;
— la sal está contraindicada en un tratamiento con cortisona;
— si el café le pone nervioso, tómelo azucarado, ya que el azúcar es antagonista de la cafeína;
— el regaliz tomado en altas dosis en algunas bebidas puede crear una hipertensión (rara);
— las proteínas parecen aumentar la acción de los pesticidas y de algunos contaminantes;
— algunos antidepresivos se combinan con el queso;
— cuando se toman anticoagulantes es necesario eliminar los alimentos que contienen vitamina K;
— un exceso de lípidos puede modificar la solubilidad de los medicamentos y, por esa razón, su absorción en el organismo.

Estas son nociones todavía poco conocidas, pero en cambio nos encontramos indicaciones alimentarias en las prescripciones de los especialistas en cardiología, neurología y psiquiatría. Todas estas nociones deberían conocerse mejor y desarrollarse más.

¿Cuál es el régimen que puede ayudar a la desintoxicación del tabaco?

Los médicos han tomado conciencia del tabaquismo. No tenemos la intención de procesar en este libro al tabaco. Sin embargo, no es inútil intentar ayudar al fumador que quiere dejar de serlo.

Es necesario intentar someterse a los consejos dietéticos que presentamos a continuación para favorecer la eliminación de los productos tóxicos acumulados en su organismo:

— beber abundantemente durante el día: agua mineral, zumo de frutas fresco o en conserva, que contiene poco sodio pero muchas vitaminas;
— comer, según sus gustos, granos de café, de cilantro, de anís, pero nunca caramelos (excepto si no contienen azúcar);
— comer verduras crudas o cocidas y cereales;
— evitar los excitantes: alcohol, café y té muy fuertes, las especias, pimienta y mostaza;
— no comer mucha carne.

De forma general, tiene que luchar contra el automatismo y los gestos asociados al tabaco y tiene que evitar durante algún tiempo las situaciones que recuerdan el cigarrillo.

Salga después de las comidas en lugar de instalarse delante de la televisión. Haga gimnasia y movimientos respiratorios. Tome una ducha por la mañana y por la noche, seguida de fricciones con un guante de crin. Existen una especie de parches que colocan los médicos de los que se habla muy bien. Pero, sobre todo, tiene que aprender a decir que no a los que le ofrecen un pitillo; esa es la mejor de las soluciones.

¿Es necesario seguir un régimen después de un infarto?

Después de un incidente cardiaco, un régimen severo era lo que se estilaba hace algunos años. El aumento creciente del número de enfermedades coronarias nos ha mostrado una visión más precisa de lo que se debe hacer, tanto en la alimentación como en el deporte y en la forma general de vivir. Actualmente, el 80 % de los pacientes afectados por un infarto recuperan una actividad normal. Sin embargo, los consejos alimentarios pueden ser necesarios para evitar una recaída. No es necesario realizar un régimen draconiano, excepto en casos de complicaciones, la insuficiencia cardiaca, por ejemplo, en la que el régimen sin sodio es a veces indispensable. Los consejos son muy parecidos a los que se dan para las enfermedades de sobrecargas:

— no engordar más en caso de obesidad;
— no salar en exceso (hipertensión);
— preferir el aceite a la mantequilla;
— no comer dulces ni pasteles (azúcar y mantequilla);
— ir con cuidado con las grasas escondidas en la carne, en los productos de charcutería, en el queso y en la leche entera, puesto que entonces queda muy poco lugar para las grasas de preparación de los alimentos.

Todas las grasas animales son saturadas. Tiene que basarse en el nivel de lípidos y de colesterol para establecer sus menús. No debe privarse de vez en cuando de una comida razonable, pero tiene que mantenerse atento a la cantidad de los alimentos ingeridos; nada de grandes comidas que requieren un esfuerzo suplementario al corazón.

Esté atento a los ambientes cálidos, al vino y a la excitación de las fiestas. Suprima el alcohol si lo bebe de forma diaria y, sobre todo, no vaya a creerse que el efecto vasodilatador del alcohol es una razón para abusar de él.

¿Cómo se limitan los daños provocados por el alcohol?

Cuanto más elevado es el grado de alcohol, más nos alcoholizamos y más rápida es la absorción. En ayunas está al máximo. Si se bebe alcohol con varias horas de diferencia, veremos cómo aumenta el nivel de alcohol en la sangre. El nivel de alcoholemia aumenta de forma progresiva a partir del primer vaso consumido.

Las comidas de cualquier tipo reducen la absorción. El aperitivo es el peor momento para consumir bebida alcohólica.

Los zumos de frutas y los zumos de tomate son unos buenos frenos; desgraciadamente no es este tipo de bebida la que escogen los grandes bebedores antes de una comida que irá por fuerza acompañada de unos buenos vinos.

Los glúcidos, sobre todo la fructosa, aumentan la eliminación del alcohol. Según el menú que acompañe a la bebida alcohólica, el nivel sanguíneo será más o menos elevado; si el régimen es ligero en proteínas, la eliminación se verá frenada. La carne se prefiere a una comida muy grasa: los aminoácidos que contiene aceleran la eliminación.

Sin embargo, la constitución de la persona también se debe tener en cuenta: el peso, la superficie corporal, la capacidad de los órganos de depuración (piel, riñones). Y, si usted fuma, sepa que el tabaco aumenta los daños del alcohol. Es necesario constatar que los grandes bebedores tienen gustos que no favorecen una buena nutrición, y su elección alimentaria rechaza las verduras y las frutas, prefieren cosas más sólidas.

Recordemos que un gramo de alcohol contiene 7 calorías; medio litro de vino, 350; 100 gramos de cava, 85 y 20 gramos de whisky o de ginebra, 75 calorías.

Conclusión

¿Cuál es el significado de los alimentos para el hombre?

Un alimento es toda sustancia que introducida en el organismo sirve para la nutrición, para un buen funcionamiento de nuestros metabolismos. Debe tener tres cualidades: alimentar, excitar el apetito y simbolizar la vida. De esta forma participará en la evolución física y psíquica de cada uno.

• **El alimento tiene que alimentar**. La ración alimentaria es difícil de medir, depende de numerosos factores: la raza, el ámbito social, la edad, el estado de salud de cada uno, los gustos y las posibilidades digestivas.

En Occidente, el consumo excesivo ha provocado la aparición y la búsqueda de alimentos poco nutrientes. Así, se fabrican quesos que comportan un porcentaje de lípidos controlados, leches ligeras, bebidas con pocas calorías. Algunos chocolates demasiado nutritivos son objeto de deseo y de desprecio al mismo tiempo, ya que son una fuente de placeres prohibidos...

El porcentaje proteínico de nuestra alimentación es, sin embargo, relativamente constante. Sólo representa un 12 % de nuestra ración total.

El hombre, aunque reduce su nivel calórico total, no reduce el nivel de proteínas, como si sintiera la necesidad vital de este elemento nutricional.

Las calorías lipídicas tienen una gran importancia, pero no deberían superar el 30 % de la ración. Más allá de este nivel, se habla de *peligro alimentario*.

Las vitaminas y las sales minerales son indispensables. Su aporte tiene que verse aumentado en la mujer embarazada y en el niño. Se encuentran en cantidades suficientes en una alimentación normal, incluso con un nivel calórico muy bajo.

Es necesario reconocer que en nuestro mundo occidental las enfermedades debidas a un exceso de alimentación provocan más trastornos patológicos que las enfermedades provocadas por carencias. Sin embargo, estas enfermedades empiezan a hacer su aparición a causa de regímenes mal llevados o al tratamiento industrial de nuestros alimentos. Algunas modas alimentarias, por ejemplo el exceso de consumo de vitaminas, provocan desequilibrios que disminuyen la asimilación de unas en relación con las demás. De ello se desprende una especie de *carencia en la plétora*.

• **El alimento tiene que excitar nuestras sensaciones y nuestro apetito.** Los alimentos tienen que ser deseables. Comer es un placer que afecta a nuestros sentidos. El sabor primero, la sensación amarga, salada, azucarada y ácida; el olfato en todos los caldos de nuestras preparaciones culinarias; el tacto por la sensación de untuosidad, de suavidad de los alimentos en contacto con la mucosa bucal; la vista por la presentación de los platos.

Esto responde a una realidad fisiológica: la secreción de saliva y la del jugo pancreático empiezan con la vista agradable de un plato y de su olor. Lo que gusta se digiere mejor que lo que da asco, y la digestibilidad de los alimentos depende de las sensaciones que provocan y del tono emotivo que poseen, como por ejemplo el caviar.

• **¡La píldora alimentaria está todavía muy lejos!** Se han realizado experimentos sobre algunos voluntarios alimentados con píldoras: al cabo de algunos días, la mitad de ellos perdieron el apetito y se pusieron a vomitar. La digestión empieza con el placer de comer.

Una curiosa observación: las proteínas se digieren el doble de rápido cuando proceden de la carne que cuando son de origen vegetal. Sería interesante comparar la experiencia sobre vegetarianos que sienten horror por la carne. Sólo con el sabor ya puede engañar al organismo. Partiendo de esta constatación, los japoneses han *fabricado* bistecs a partir de fibras de proteínas vegetales para que los consumidores estén obligados a masticarlos. Les han dado sabor, olor y el aspecto de la carne. De esta forma, adaptando la presentación de estas proteínas vegetales a los sentidos del hombre, los japoneses han conseguido que se asimilen de la misma forma que la carne.

• **El alimento debe tener un valor de símbolo.** En todas las sociedades, en todas las religiones, el alimento tiene un valor simbólico, tanto si se trata de pan, como de vino o de arroz. Esta es la razón por la que la elección de los cereales destinados al Tercer Mundo tiene que realizarse con un poco de discernimiento. El pueblo que se alimenta de mijo y de sorgo se morirá de hambre si les mandamos sacos de trigo o de arroz, rechazando lo que no forma parte de su alimentación típica ancestral.

El alimento está estrechamente relacionado con el inicio de la vida afectiva de cualquier ser vivo, ya que sus relaciones con el exterior se organizan a partir de su madre, que lo alimenta. El hombre convertido en adulto preferirá siempre los platos que le servía su madre. La célula familiar se forma alrededor de la mesa y la convivencia ayuda a tener éxito en los negocios. De esta forma, las fuentes de la vida social toman los caminos más materiales de la nutrición, ya que los alimentos adquieren durante las comidas un misterioso valor simbólico que es un factor de su aceptabilidad.

El hombre consume símbolos antes de consumir alimentos. Desgraciadamente, estamos obligados a preguntarnos si no hemos perdido el maravilloso secreto en el que el arte de vivir estaba en conocimiento de los hombres.

En efecto, el comportamiento alimentario de los hombres está curiosamente regulado; lo irracional es a menudo determinante sin que se entienda el porqué: el obeso desea comer cada vez más y el desnutrido no tiene hambre. No nos sentamos en la mesa para recuperar nuestras reservas agotadas, escogemos nuestros alimentos empujados por las motivaciones sensoriales simbólicas, y más por el efecto que tienen sobre nosotros que por el aporte de los nutrientes que tanto necesitamos. La materia es nuestro cuerpo pero el motor es el deseo y el placer. La dietética es una filosofía, una sabiduría y no un sistema de frustraciones.

www.ingramcontent.com/pod-product-compliance
Lightning Source LLC
Chambersburg PA
CBHW080045280326
41935CB00014B/1786